10秒で自律神経が整う

ツボゆらし

久保和也 著

池田書店

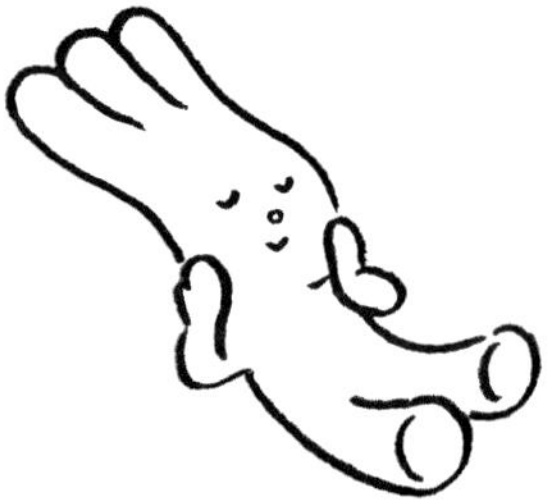

不調があって
病院に行ったけど

「自律神経の乱れが原因」って
言われただけ……
いったいどうすれば……？

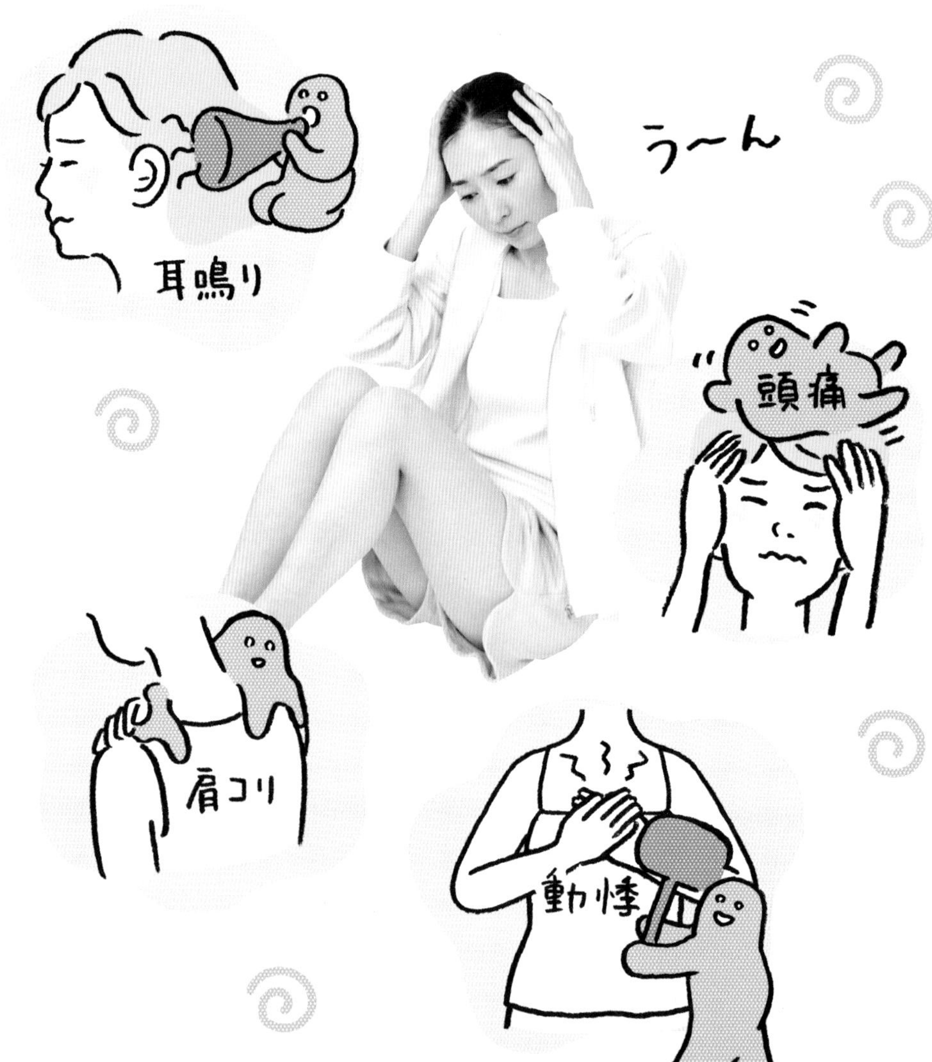

その不調
自律神経の
乱れが原因
じゃないんです！

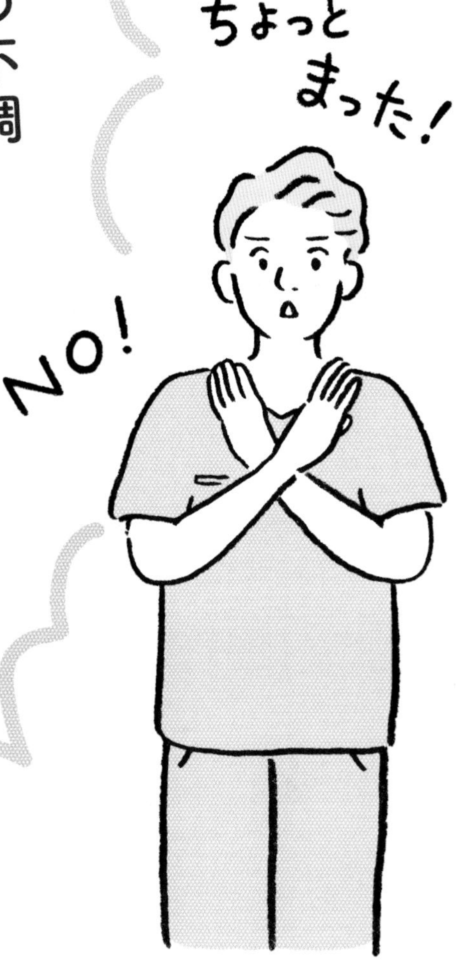

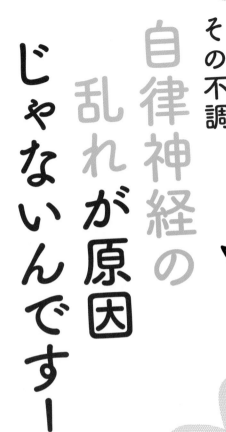

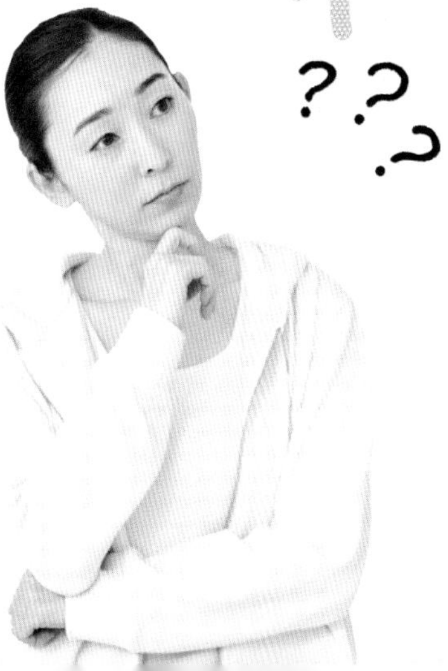

そうなの!?
じゃあ
原因はいったい何!?

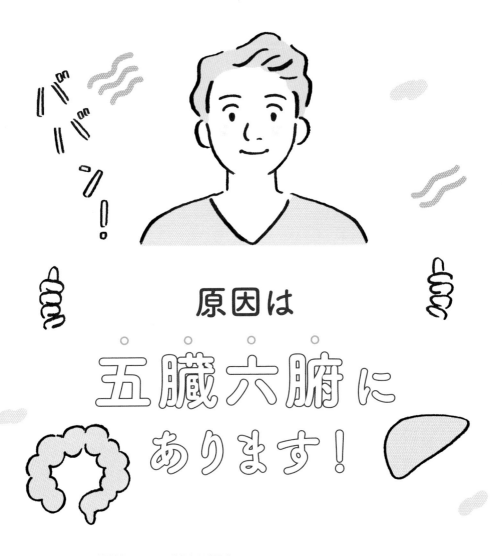

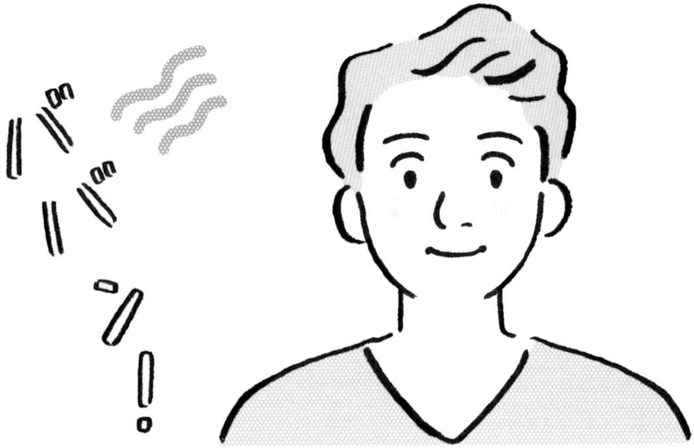

原因は

五臓六腑にあります！

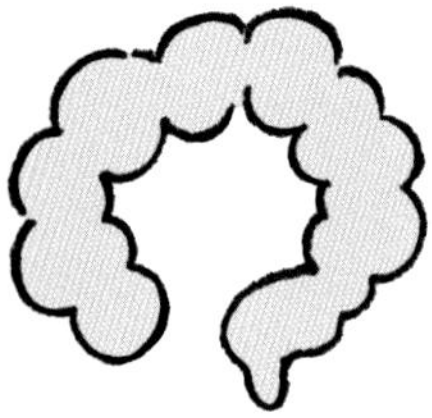

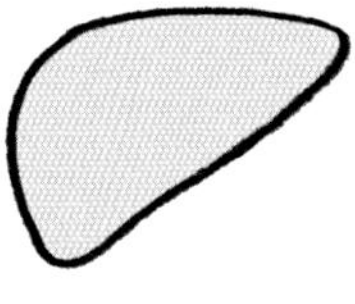

五臓六腑が乱れて
不調が出ることで、
自律神経が乱れちゃうんだよ

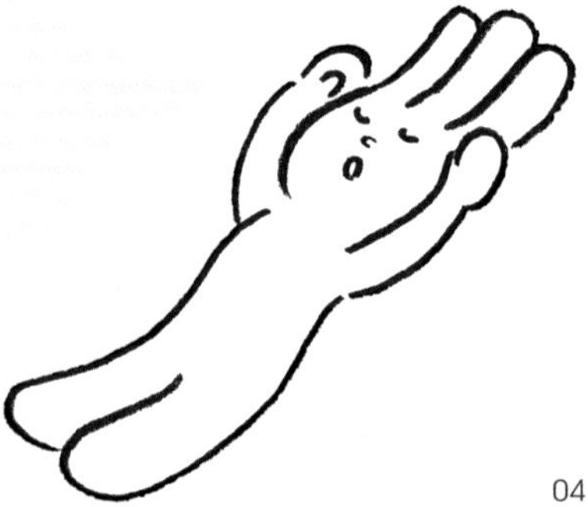

だから……

ツボゆらしで

五臓六腑に直接アプローチ!

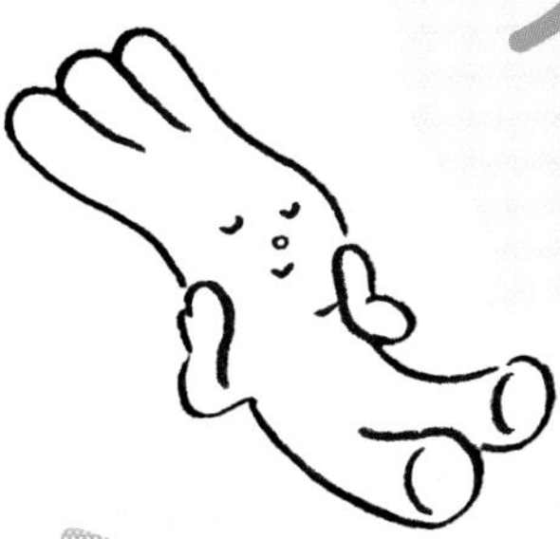

ツボゆらしで不調の原因を元から解決できます!

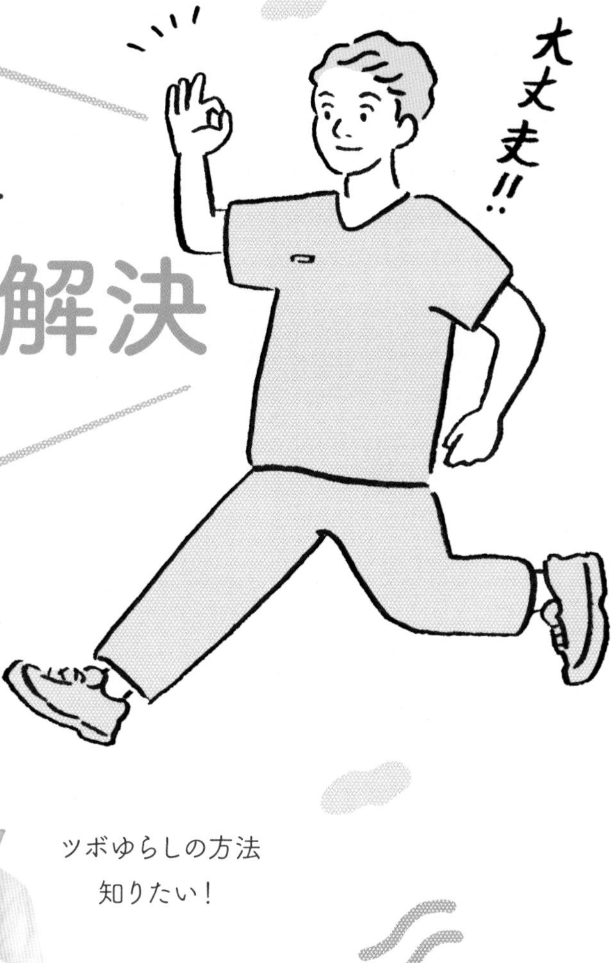

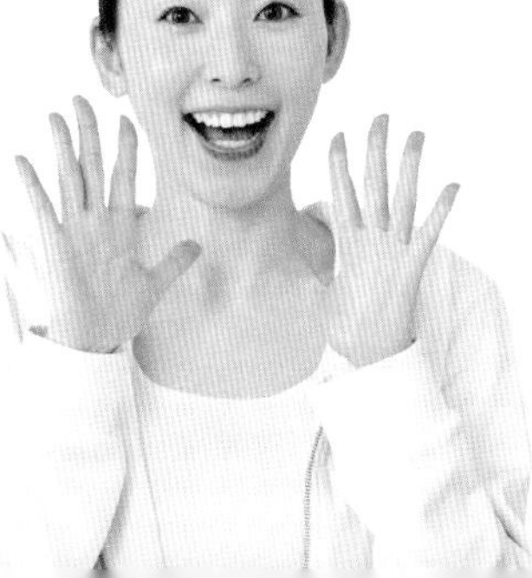

ツボゆらしの方法
知りたい!

方法は……

ツボを10秒ゆらすだけ！

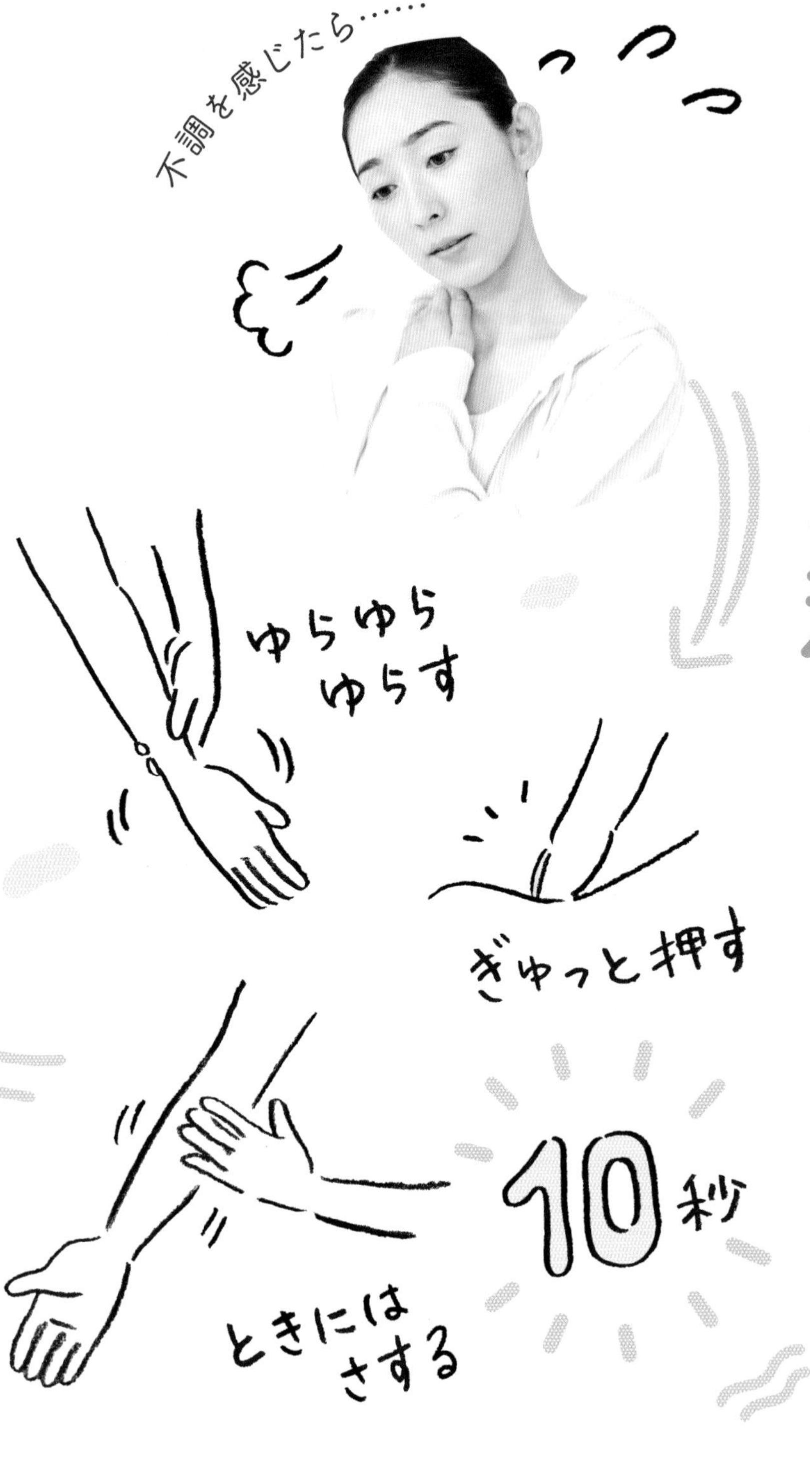

体の不調も
心の不調も
スッキリ！

自律神経も整う

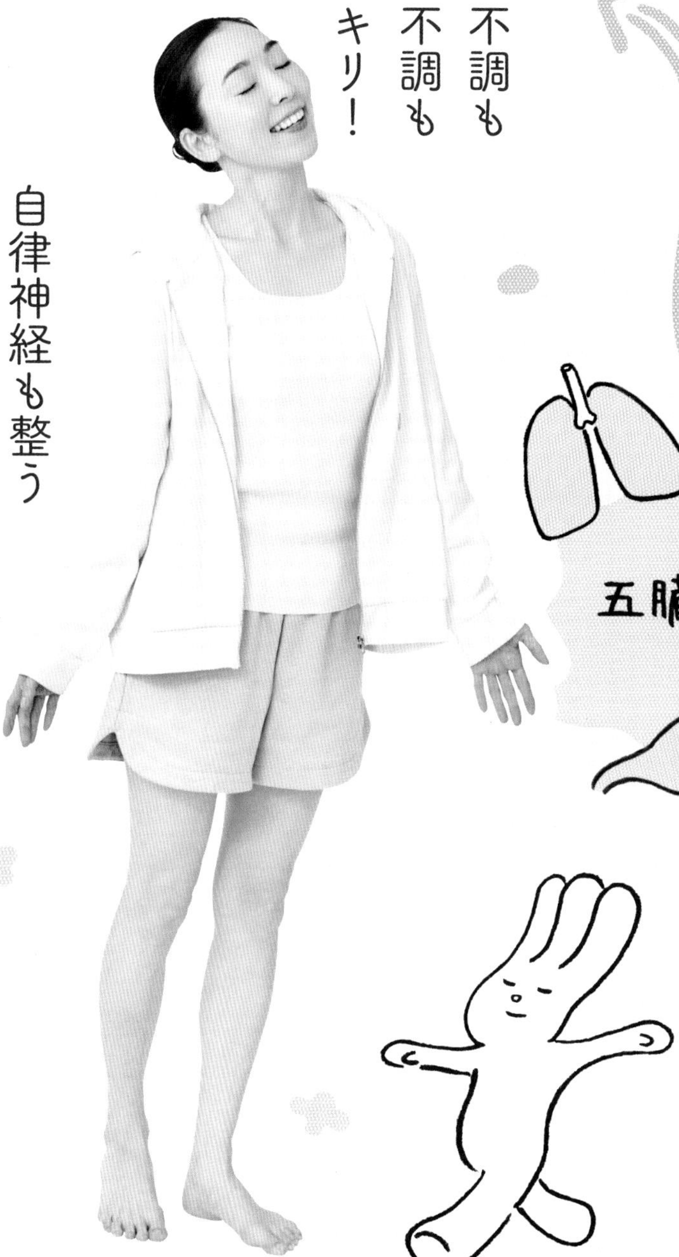

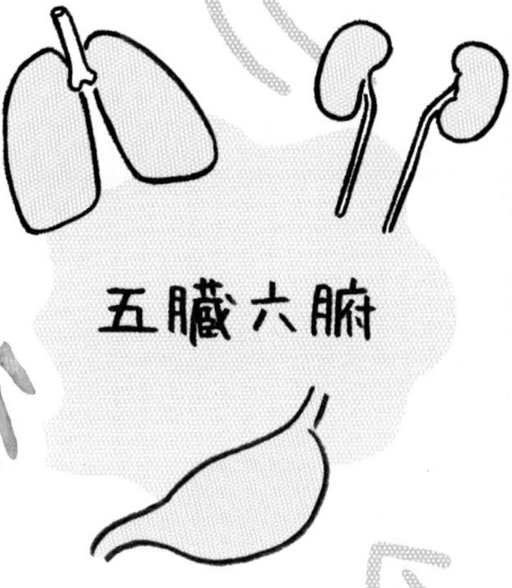

はじめに

「自律神経の乱れが原因ですね」

検査をしても異常がなく、お医者さんからこう言われて苦しんでいる方を、私は何人もみてきました。

自分の不調が自律神経の乱れによるものと言われても、次に浮かぶ言葉は「じゃあいったいどうすればいいの？」。どうしたらよくなるのかわからず、日々不調は続き、「もうこの不調はよくならないんだ」と諦めている方もいるのではないでしょうか。

でも安心してください。不調には必ず原因があります。

原因がわからず、今まで治すことができなかった不調も、逆を言えば原因さえわかれば治すことができるということなのです。もし自分の不調を自分でコントロールすることができたら、日々の生活がもっと楽に、素晴らしいものになるとは思いませんか？

本書では、あなたの自律神経がなぜ乱れてしまうのかという原因（パターン）を知ることができます。そしてそのパターンごとに対策を載せているので、ぜひご自身に合わせて取り入れて、1日でも多く、不調のない日々を過ごせるようご活用ください。

ツボを用いて自分の不調を自分で改善させるセルフケア……

――その名も「ツボゆらし」。

本書はとある患者さんの一言から生まれました。

「先生、先生の治療を1冊のセルフケア本にすることはできませんか？」

その方は動悸、息苦しさ、不安感で心療内科に行き、自律神経の乱れと診断され、抗不安薬を処方されました。ですが、どうしても薬を飲まずに改善させたいと私の治療院に来院。

通ううちにみるみる不調が消え、日常生活に支障がない体を手に入れました。実はその患者さんが、この本の出版社「池田書店」の方だったのです。

ご自身の体験から、東洋医学で多くの困っている人を救える本を作れないか、と私に提案してくださいました。東洋医学の可能性を実感してくださったことが、すごく嬉しかったです。

せっかく作るのなら、手に取った方が「この本に出合えてよかった！」と思ってくれる本にしたい。その一心で、これまで見てきた数多くの不調、それに対してやってきた治療、そして患者さんにお伝えしているセルフケアを出し惜しみなくまとめました。

突発的に来る不調から慢性的な不調まで、さまざまなシーンでの対策が書かれていますが、私の目指すところは一時的な効果だけではなく、ご自身が「症状を抑えられる体に生まれ変わる」ということです。ご自身の体質を知り、ツボを用いれば、それは可能です。

ぜひこのツボゆらしを日々の生活に取り入れて、一日でも多くの「調子がいい日」を手に入れてください。一緒に根本改善を目指しましょう！

久保和也

CONTENTS

心の状態が影響する不調

緊張や疲労からの不調

痛みや不快感が出る不調

突発的に起きる不調

PART 2の見方

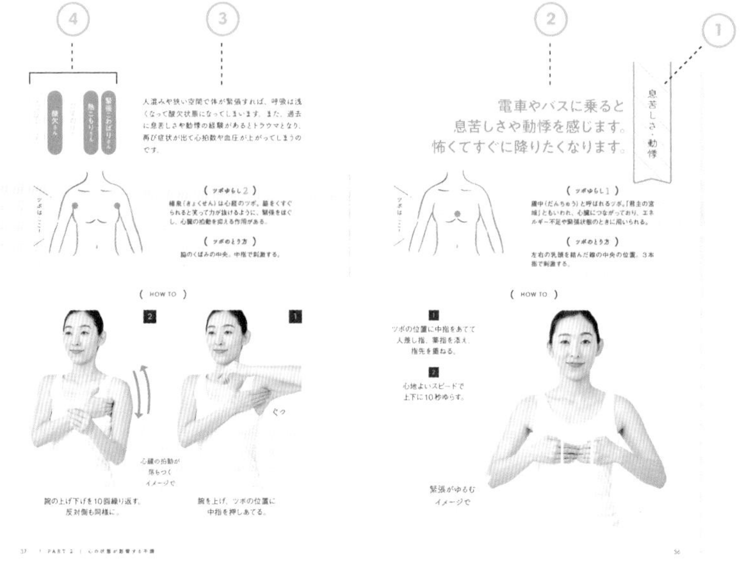

① 症状

不調の症状を記しています。

② 不調が出るシチュエーション

私が患者さんから受けた相談をもとにしたものです。同じようなシチュエーションで不調を感じている人は、該当するツボゆらしを実践してみてください。

③ 不調の原因

どうしてその不調が出るのか、具体的な不調の原因です。

④ この不調が出やすいタイプ

21～25ページで紹介している5つのタイプのうち、どのタイプの人にこの不調が出やすいかを紹介しています。ツボゆらしだけでなく、各ページに記載した習慣や食事のススメも試してみてください。

PART 1

原因を知って
効果を実感！

ツボゆらしと不調の関係

PART 1では東洋医学の考えをもとに、不調の原因をくわしくみていきます。
原因を知ってツボゆらしを実践することで、より効果が実感できるでしょう。

東洋医学からみた体のしくみ

エネルギーや血を巡らせる五臓六腑

東洋医学では、体を構成しているのは「気血水」の3つであると考えます。「気」は呼吸や飲食物から得たエネルギー、「血」は全身に栄養や酸素を届ける血液、「水」は体を潤す血以外の体液のことをいいます。

この気血水を生成、貯蔵、運搬しているのが「五臓六腑」です。

五臓六腑は内臓全体を意味し、五臓（肝《かん》、心《しん》、脾《ひ》、肺《はい》、腎《じん》）と六腑（胆《たん》、小腸、胃、大腸、膀胱《ぼうこう》、三焦《さんしょう》）に分類されます。

五臓六腑は互いに連携しながら、体に必要な気血水をバランスよく生み出し、巡らせてくれています。この状態を保つことができれば、体に不調が出ることも、自律神経が乱れることもありません。

しかし、何らかの影響で五臓六腑が正常に働かなくなると、体に不調が現れ、どんどん自律神経は乱れてしまうことになるのです。

体をつくる五臓六腑

五臓六腑が連携しながら、気血水を生み出し、巡らせています。

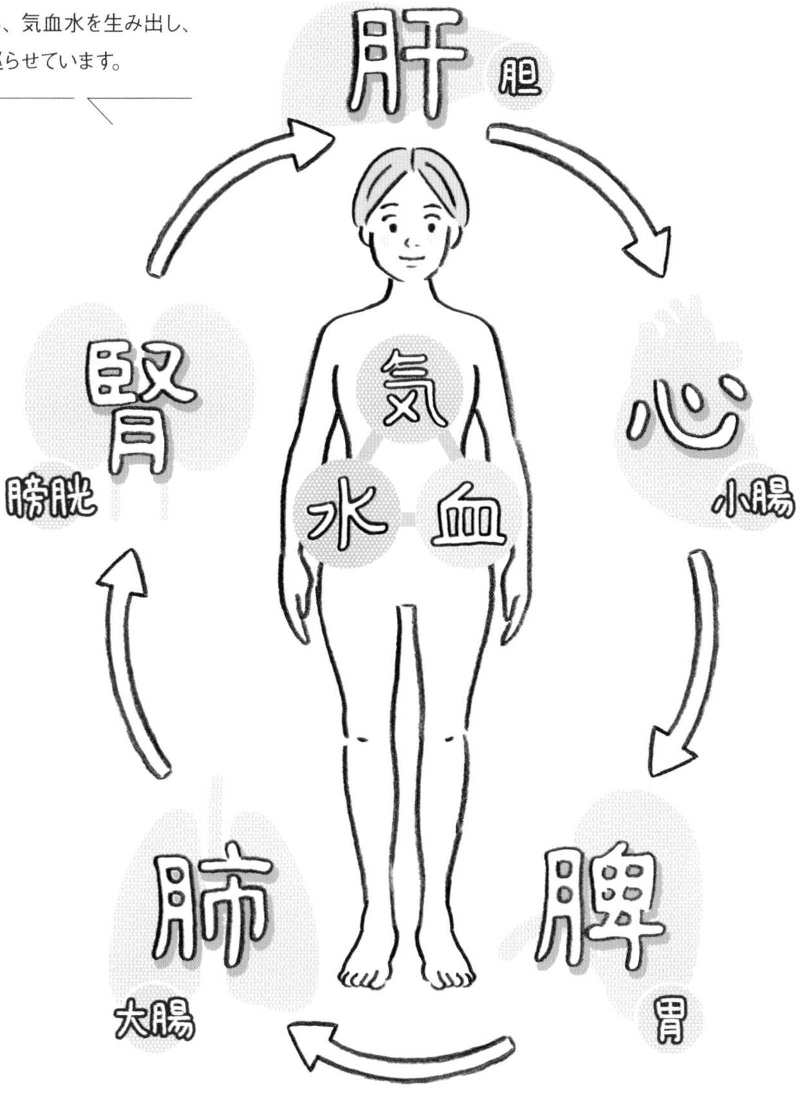

五臓六腑を乱す3つの大きな要因

食欲がないわけではないけれどすぐにお腹がいっぱいになる、通勤時にいつも動悸がする、朝起き上がるとクラクラする……私の患者さんからの相談です。「なぜこのような不調が出てしまうのか原因がわからない」と、悩んだ末、相談をもちかけてきてくれるのですが、私からすれば原因は明白です。

原因は五臓六腑の乱れ。

気血水のバランスが崩れ、五臓六腑もうまく機能せず、体に不調が出てしまっているのです。では、不調の原因となっている五臓六腑の乱れは、どうして起こるのでしょうか。その要因は、東洋医学では３つあるといわれます。

❶精神的な感情のアップダウン

❷厳しい暑さや寒さなどといった体の外側の環境の変化

❸生活習慣の乱れ

これらの要因が五臓六腑へ影響を与え、気血水のバランスが崩れ、内臓の働きが悪くなるなどの不調につながります。

不調を起こす3つの要因

精神

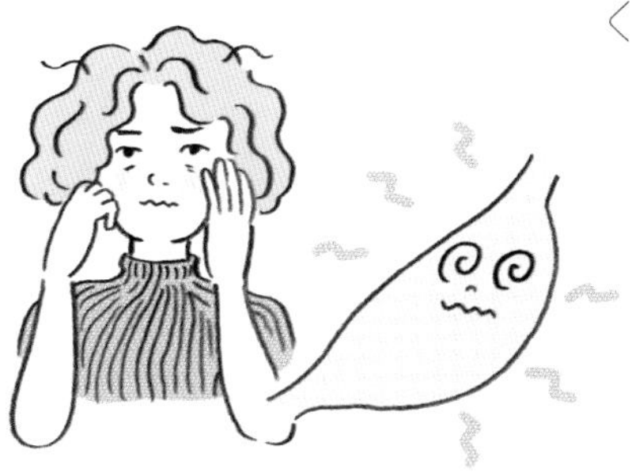

感情のアップダウンなど

「怒、喜、思、憂、悲、恐、驚」の七情により気血の運行が阻害され、五臓六腑はうまく機能しなくなります。呼吸が浅くなったり、筋肉が硬くなったりすることで内臓の働きが悪くなります。月経周期やホルモンバランスへの影響も。

環境

季節や気温の変化など

季節の変化、厳しい暑さや寒さといった著しい気象の変化、気圧の変化が要因。急な変化に体がついていけなくなり、不調をきたします。生活リズムが崩れたときなども体に影響を及ぼします。

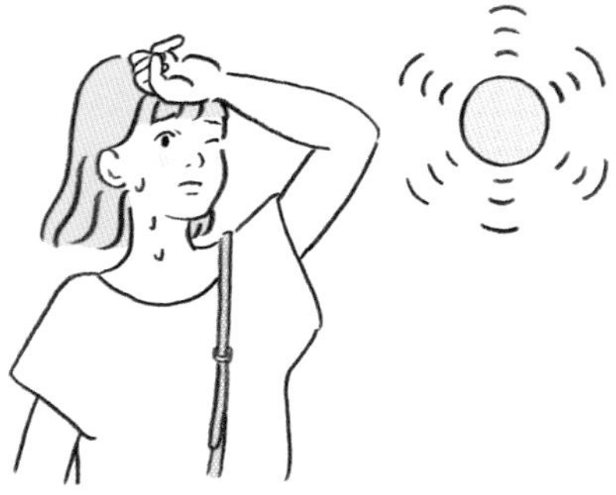

生活習慣

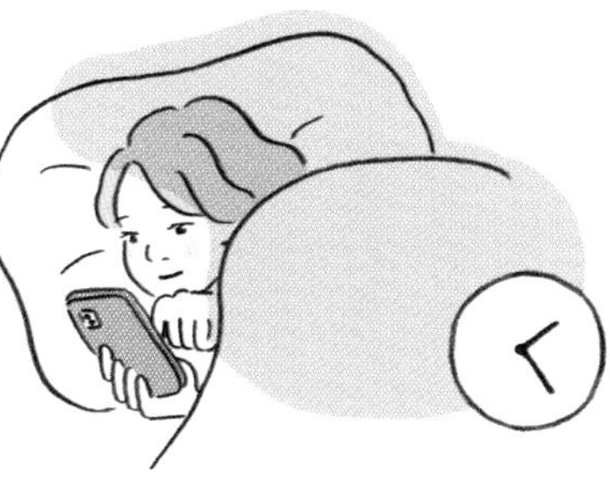

夜更かしなど

夜更かしや過度なダイエット、不摂生、運動不足など、生活習慣による不調が体に悪さをしているケース。内臓の機能が低下することでさまざまなところに不調をきたします。

5つのタイプに分かれる

五臓の乱れと不調のタイプ

肝が乱れると筋肉がこわばりやすいなど、五臓のどこが乱れているかで現れる不調にもパターンがあります。

肝《かん》の乱れ ＜

TYPE.1

緊張こわばり

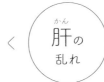

体の力が抜けず、全身に気血を送れない状態。頑張り屋さんが多い。コリや血行不良が起こる。

心《しん》の乱れ ＜

TYPE.2

熱こもり

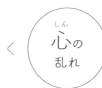

頭の使いすぎやストレスで体に熱がこもり、交感神経優位に。動悸や息切れ、不眠症状が出る。

脾《ひ》の乱れ ＜

TYPE.3

胃腸虚弱

胃腸が弱く消化吸収のトラブルが多い。必要なエネルギーが得られず無気力になることも。

肺《はい》の乱れ ＜

TYPE.4

酸欠

鼻や喉、気管支が弱く呼吸が浅い。肌が敏感で他人にすごく気をつかう人に多い。

腎《じん》の乱れ ＜

TYPE.5

代謝弱まり

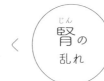

免疫力が弱く虚弱体質の人が多い。むくみやすく、冷えや頻尿といったトラブルも。

TYPE.1

緊張こわばりさん

関係が深い五臓

肝

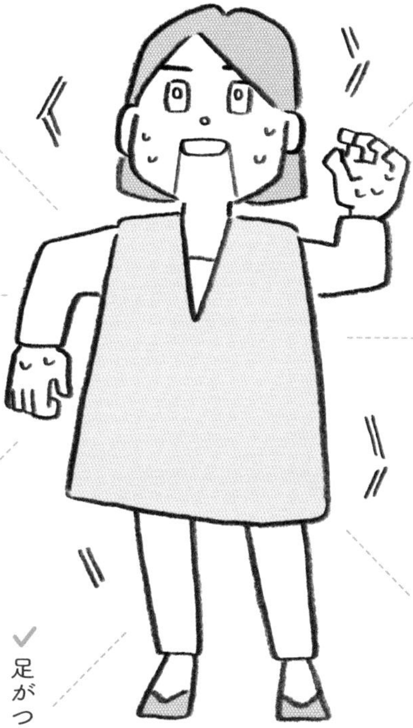
爪がもろい
体の力を抜きにくい
生理痛が重い
首肩コリがひどい
脇に汗をかきやすい
イライラしやすい
足がつる

習慣のススメ

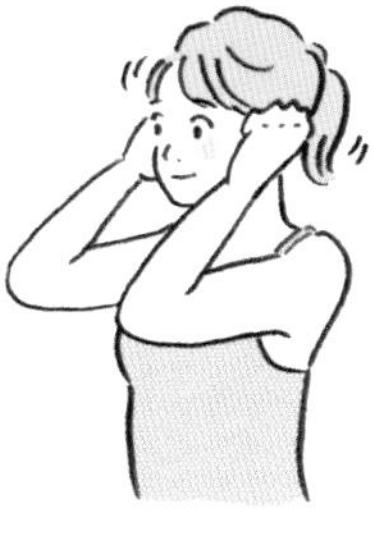

こわばりやすい側頭部を、拳でグルグル円を描くようにマッサージすると効果的です。脇腹や肋骨の周辺をマッサージしても、緊張がほぐれます。

食事のススメ

しそ、みょうが、セロリ、バジルといった香味野菜や、オレンジ、みかん、グレープフルーツ、レモンなどの柑橘系フルーツがオススメ。青魚や酢の物も積極的に食べるといいでしょう。

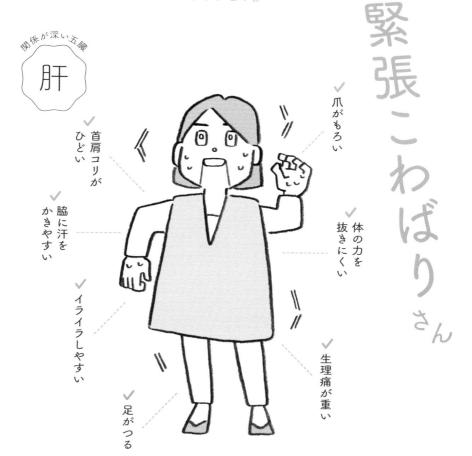

TYPE. 2

関係が深い五臓

心

熱こもりさん

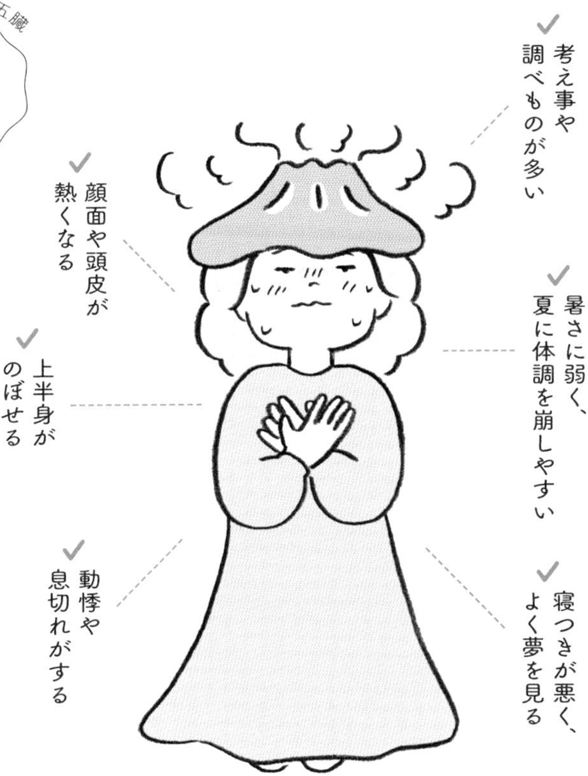
考え事や調べものが多い
顔面や頭皮が熱くなる
暑さに弱く、夏に体調を崩しやすい
上半身がのぼせる
寝つきが悪く、よく夢を見る
動悸や息切れがする

習慣のススメ

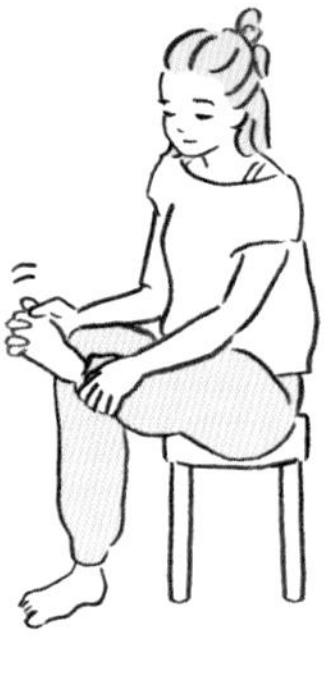

こもった熱をクールダウンするには足首をグルグルと回すのが効果的です。首肩コリのツボゆらしも習慣にすると、過剰な熱がこもるのを防いでくれるでしょう。

食事のススメ

ゴーヤやピーマン、春菊、緑茶のように苦味のある食材や、白菜、りんご、豆腐、しじみ、こんにゃく、ココナッツ、セロリのように清熱（熱を冷ます）作用がある食材を食事に取り入れましょう。

TYPE.3

胃腸虚弱さん

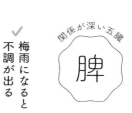

関係が深い五臓

脾

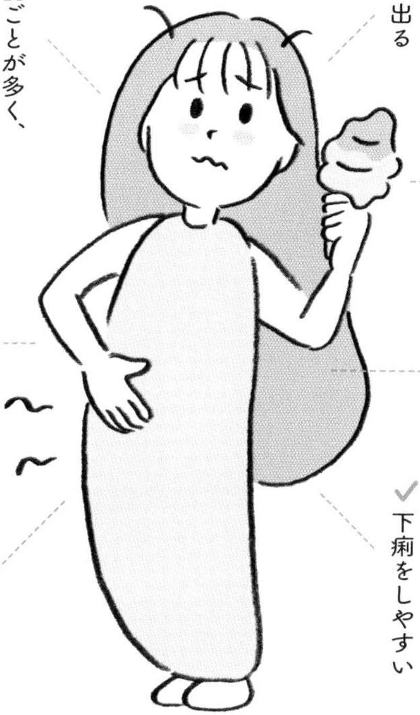

- 心配ごとが多く、くよくよ悩みがち
- 梅雨になると不調が出る
- 甘いものが大好き
- 食後にお腹が張る
- 腹痛や胃痛がある
- 筋肉がつきにくい
- 下痢をしやすい

習慣のススメ

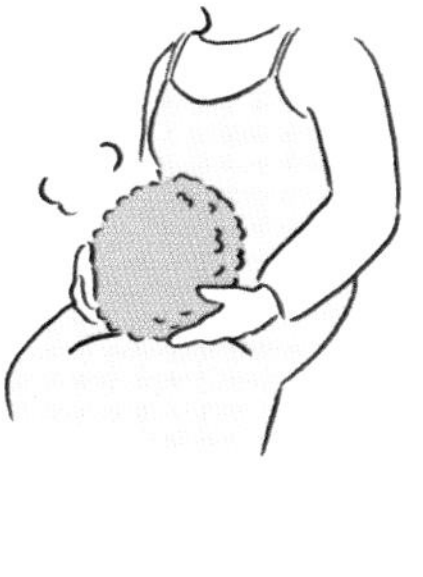

腹巻きや湯たんぽなどを使ってお腹を温めましょう。暑い時期は手でお腹をさするだけでもOK。また、すねの筋肉をマッサージすると、胃腸も整います。

食事のススメ

とうもろこしやかぼちゃ、大豆、小豆、大根、かぶ、キャベツなど整腸作用がある食材を積極的に。冷たい飲み物やアイスクリーム、生野菜などは胃腸の負担になるので避け、なるべく加熱調理したものを食べましょう。

TYPE.4

酸欠さん

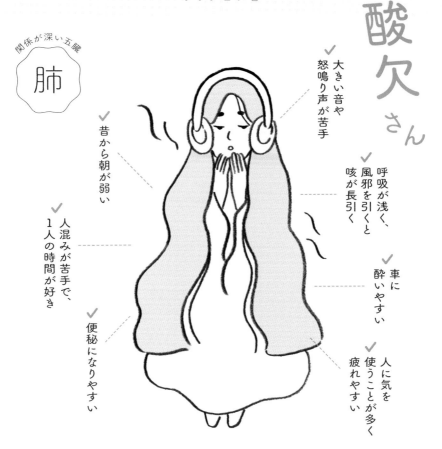

関係が深い五臓

肺

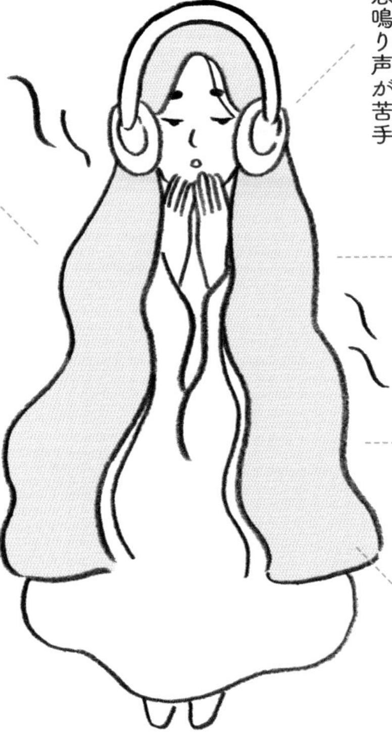

大きい音や怒鳴り声が苦手

呼吸が浅く、風邪を引くと咳が長引く

車に酔いやすい

人に気を使うことが多く疲れやすい

昔から朝が弱い

人混みが苦手で、1人の時間が好き

便秘になりやすい

習慣のススメ

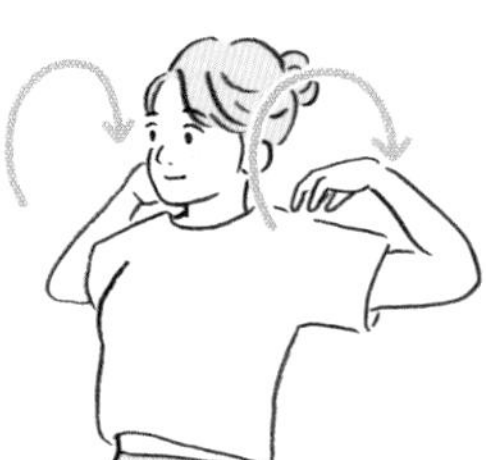

腹式呼吸を心がけたり、腹筋に力を入れましょう。肩に手をあてて肘で後ろ向きに円を描き、胸を広げるストレッチも◎。経絡《けいらく》（P26）で肺とつながっている手首を温めたり、こするのも効果的。1人の時間も作って！

食事のススメ

肺を整える作用を持つ白菜や豆腐、大根、ゆり根、梨、れんこん、白きくらげ、卵、牛乳、豆乳など白い色をした食材を。香辛料を過剰に使った激辛料理は肺に負担がかかるので、なるべく避けましょう。

TYPE.5

代謝弱まりさん

関係が深い五臓

腎

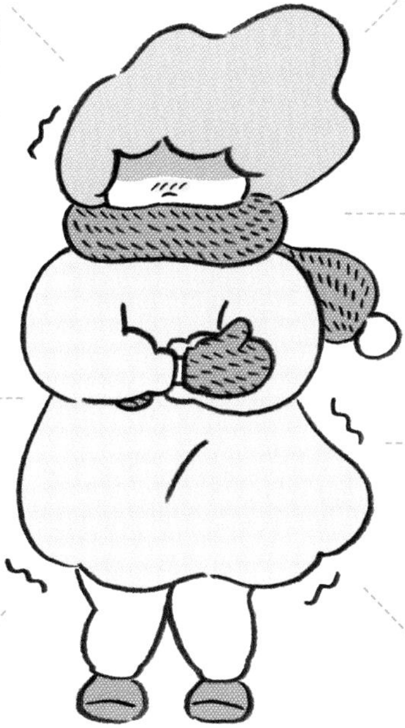

抜け毛が多く、髪にツヤがない
先のことを考えて不安になる
寒さに弱く、冬に不調が出やすい
腰痛がある
体が冷えやすい
膀胱炎になりやすい
下半身がむくみやすい

習慣のススメ

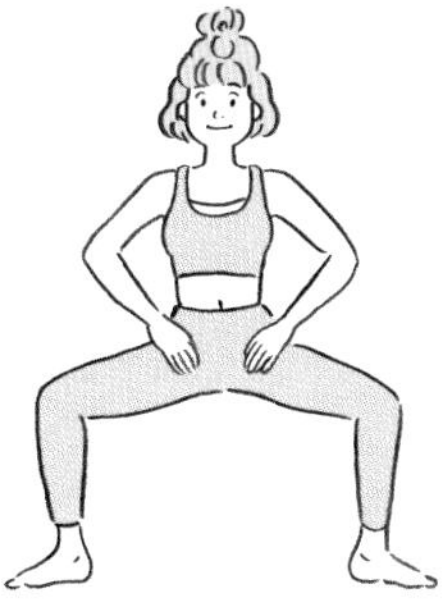

つま先と膝を外に向けて足を開き、スクワットを行って足腰を鍛えましょう。5回で十分なので、毎日続けてみて。お灸や足湯、くるぶしが隠れる丈の靴下を履くなど、足首を温めることも忘れずに。

食事のススメ

山芋やもち米など粘りのある食材やのり、昆布、ひじきなどの海藻類、黒豆や黒きくらげ、黒ごまなど黒色の食材を。松の実やくるみなどナッツ類、牛肉や鶏肉、えび、しょうがなど体を温める食材も◎。

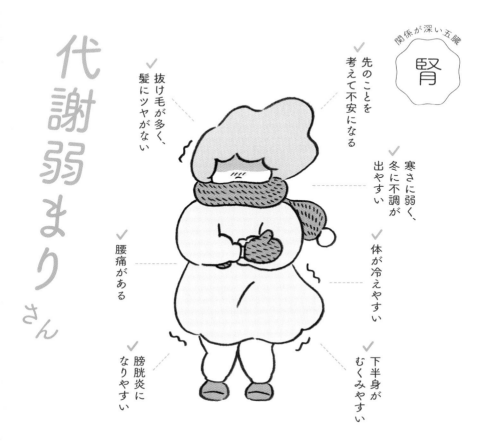

ツボゆらしで気血を巡らせる

ここまで、不調の原因となる五臓六腑についてお伝えしてきました。その五臓六腑をつないでいる道を「経絡《けいらく》」といいます。経絡は全身に張り巡らされている気血の通り道で、体の内側（五臓六腑）と体の外側（ツボ）を結んでいるものです。

そのため、五臓六腑が乱れると、この経絡上に存在する「ツボ」に圧痛が出るなど、さまざまな反応が現れます。

このような反応が出るツボの位置は、胃の不調があるからといって胃の上にあるツボが反応するわけではなく、膝の周辺に反応が出ることがあります。

この反応が出たツボを、ツボゆらしで刺激することで、気血を巡らせることにつながり、不調を改善することができるのです。

こうして、ツボゆらしで不調の原因そのものを取り除くことで、自律神経も整い、調子がいい日が続く毎日が送れるようになります。

（五臓六腑とつながるツボ）

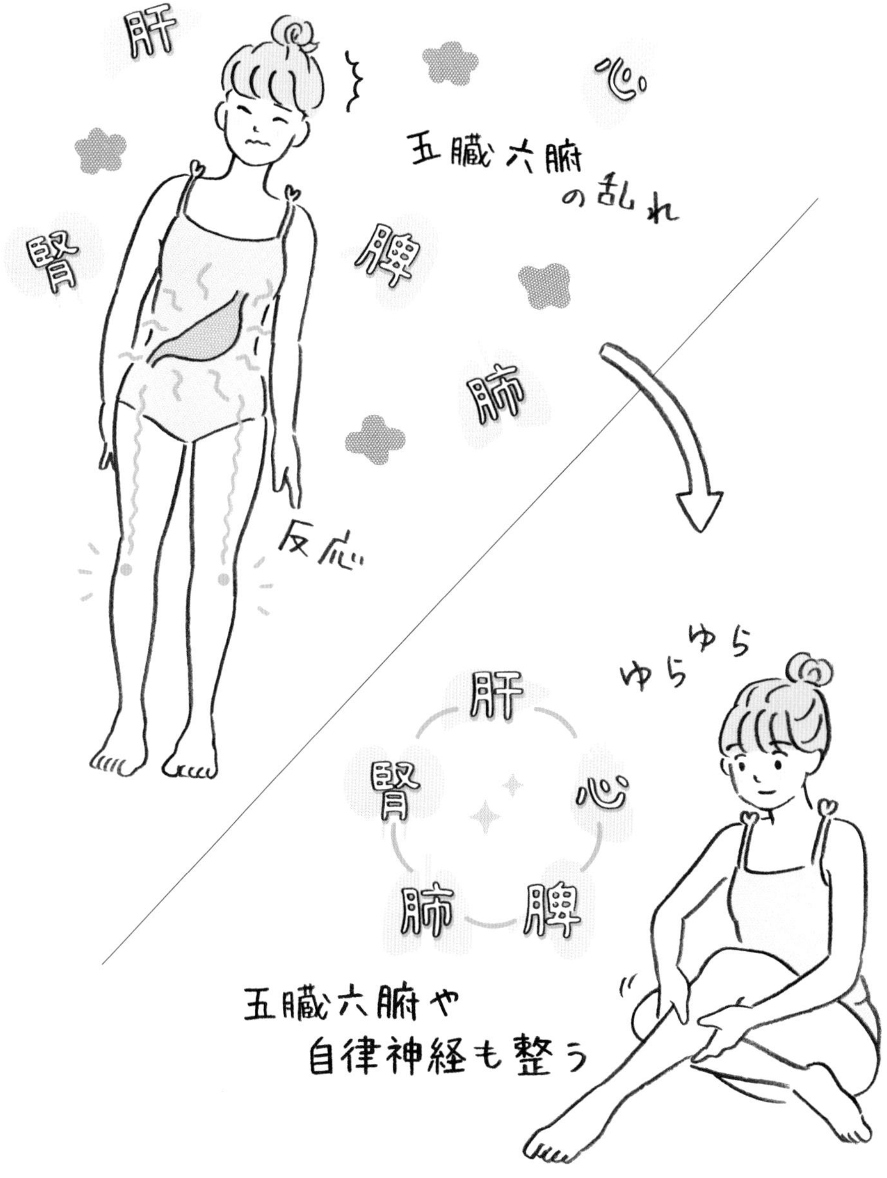

COLUMN.

五臓六腑を整える食事

PART 1で体質別オススメの食事について触れましたが、どんな体質にも合う、五臓六腑を整えられる食事法があります。それが「まごはやさしいわ」を意識した食事です。ま＝豆類、ご＝ごま、は＝発酵食品、や＝野菜、さ＝魚、し＝しいたけなどのきのこ類、い＝いも類、わ＝わかめなどの海藻類で、普段の食事に意識して取り入れるだけ。ご飯やおかずにごまを振ったり、ミックスビーンズ缶や大豆の水煮缶、サバ缶、ツナ缶などの缶詰も活用したり、手軽に実践できます。私自身3年前から実践し、それまで大好きだった甘いものを欲しなくなり、体が軽くなりました。産後太りに悩んでいた妻もこの食事法を行うだけで体重がマイナス7kg。もともと水分を溜め込みやすく、ぽっちゃり体質でしたがリバウンドしていません。

また、食事をとる際は食べることに集中するのも大事なポイント。それだけで自律神経が整います。忙しいと早食いや、ながら食いをしがちですが（私もよくあります）、そうすると交感神経が優位のまま食事をしていることに。味や食感を味わいながら、よく噛んで食べるだけで副交感神経のスイッチが入り、食べることが瞑想になると脳科学で証明されています。一日一食だけでもそのように意識してみると、暮らしを通じて自然と五臓六腑や自律神経の乱れが整い、体質改善にもつながるでしょう。

PART 2

原因に直接
アプローチできる！

不調別
ツボゆらし

PART2では、具体的な不調に合わせたツボゆらしを紹介。どのツボゆらしも原因に直接アプローチしていくものなので、不調を元から改善することができます。

バッチリ効く！

ツボゆらしのススメ

1。

ツボゆらしは症状が出たときに

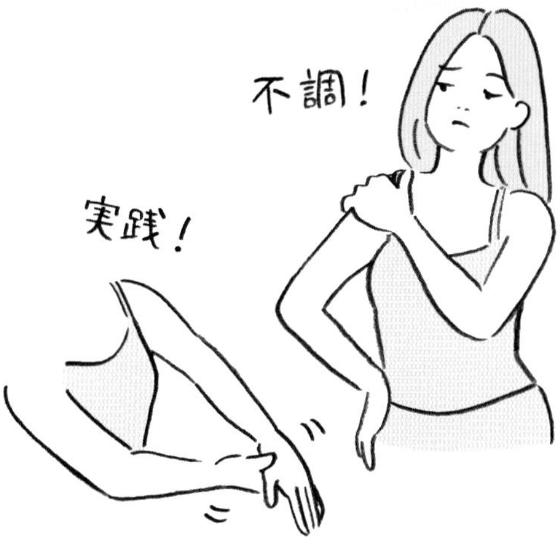

本書で紹介するツボは、各症状に対して即効性のあるものが中心です。不安を感じたときや気分が悪いときなど、症状が現れたタイミングで行うことで効果が期待できます。

症状がおさまらないときは

紹介しているツボは即効性のあるものが中心ですが、すぐに症状がおさまらないこともあるかもしれません。これは不調の原因が、7割ほど体質に由来する場合に起こります。その場合はツボゆらしと一緒に、P 21～25で紹介しているご自身の体質に合った習慣や食事のススメを取り入れてみてください。

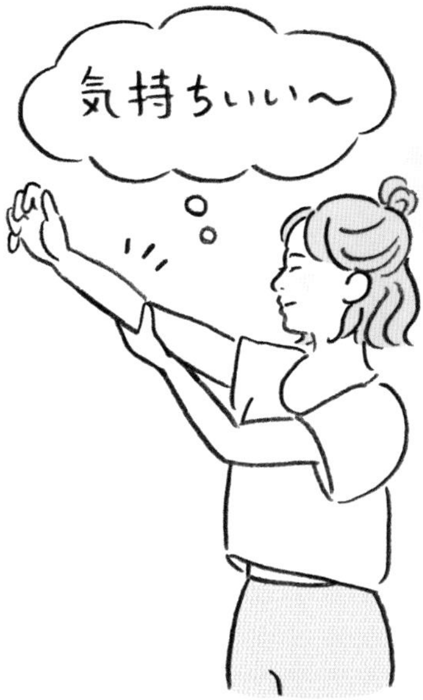

2. 気持ちを リラックスさせて

不快な症状が出ていてもいったん落ちついて、「絶対効く」という安心した気持ちで行いましょう。リラックスすることで体もゆるみ、ツボへの刺激も伝わりやすくなります。刺激は強くしすぎず、気持ちいいと感じるぐらいにしましょう。

3. 不調に届くイメージで

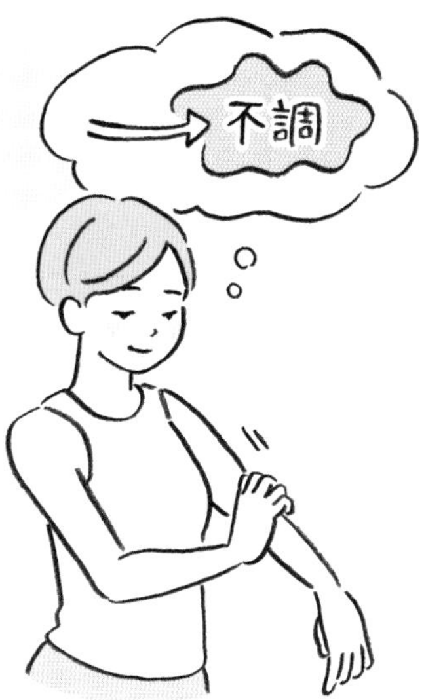

ツボをやさしい圧で刺激しながら、その刺激が経絡を通って体の内側、五臓など不調の元にまで届いているイメージを持ちましょう。イメージを持つことで気もそこに流れ、効果が出やすくなります。

ツボゆらしの刺激の種類

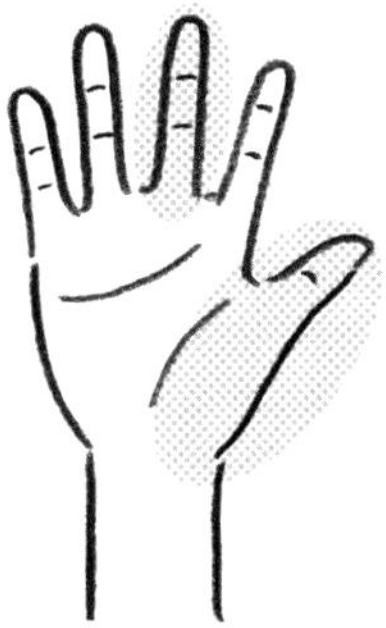

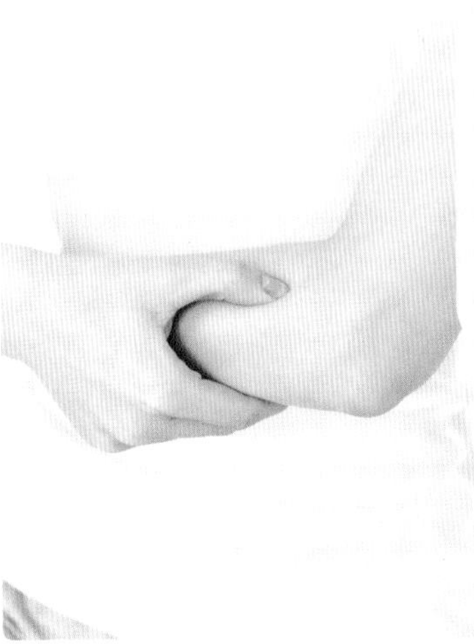

1本指

じっくり刺激したいときに。強く押しすぎると体が緊張するので、ソフトな圧で、痛気持ちいい程度で。

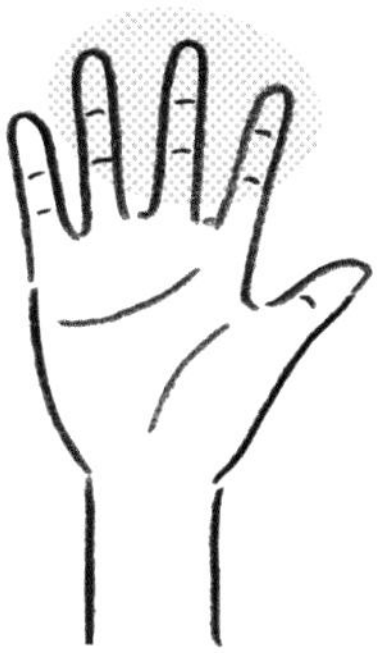

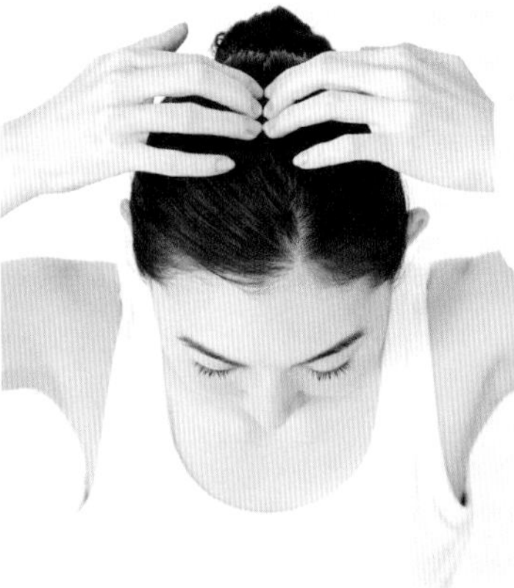

3本指

1指だと場所が取りづらいツボに。広い面積をカバーできてツボにも確実にヒット。

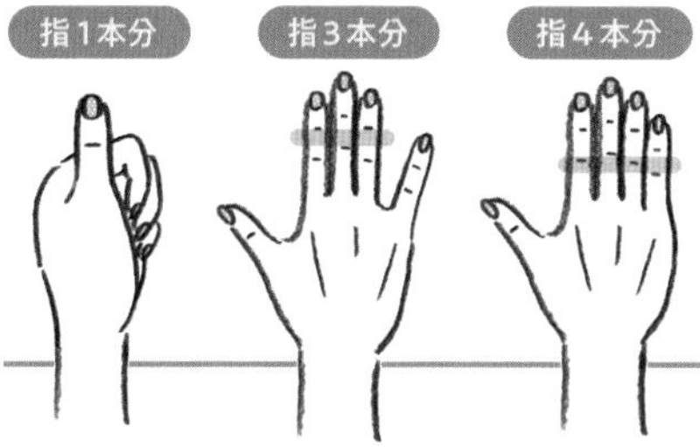

ツボの測り方

指1本分：親指幅
指3本分：人差し指〜薬指の第一関節
指4本分：人差し指〜小指の第二関節

つまみ

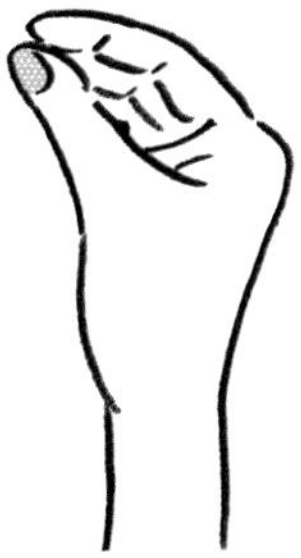

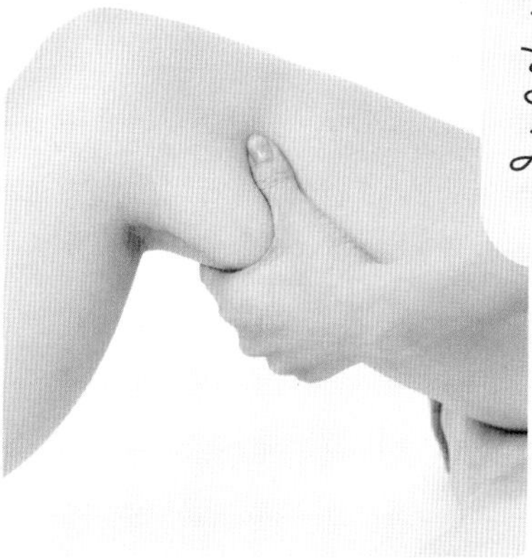

つまむことでツボを刺激するだけでなく、筋肉のコリやこわばりもほぐすことができる。

付け根

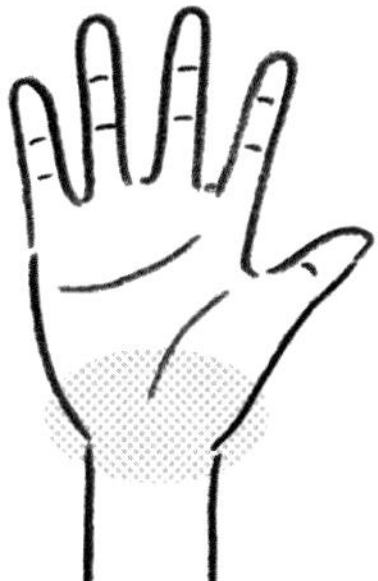

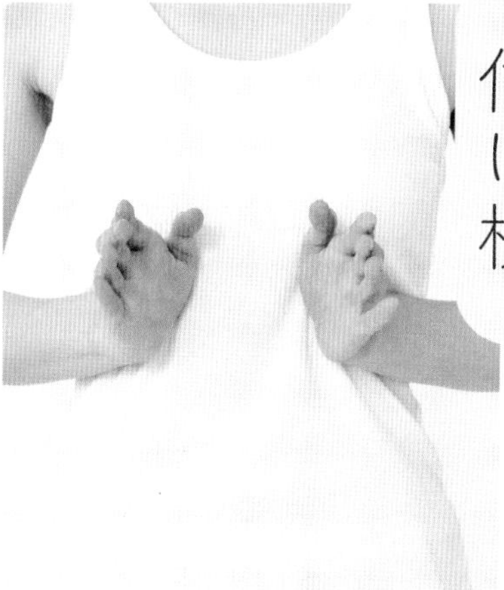

腹部など指では刺激しづらい部位に。他の部位でも指で押すと痛い場合は手の付け根で行っても。

考えすぎると出てくる

心の状態が影響する不調

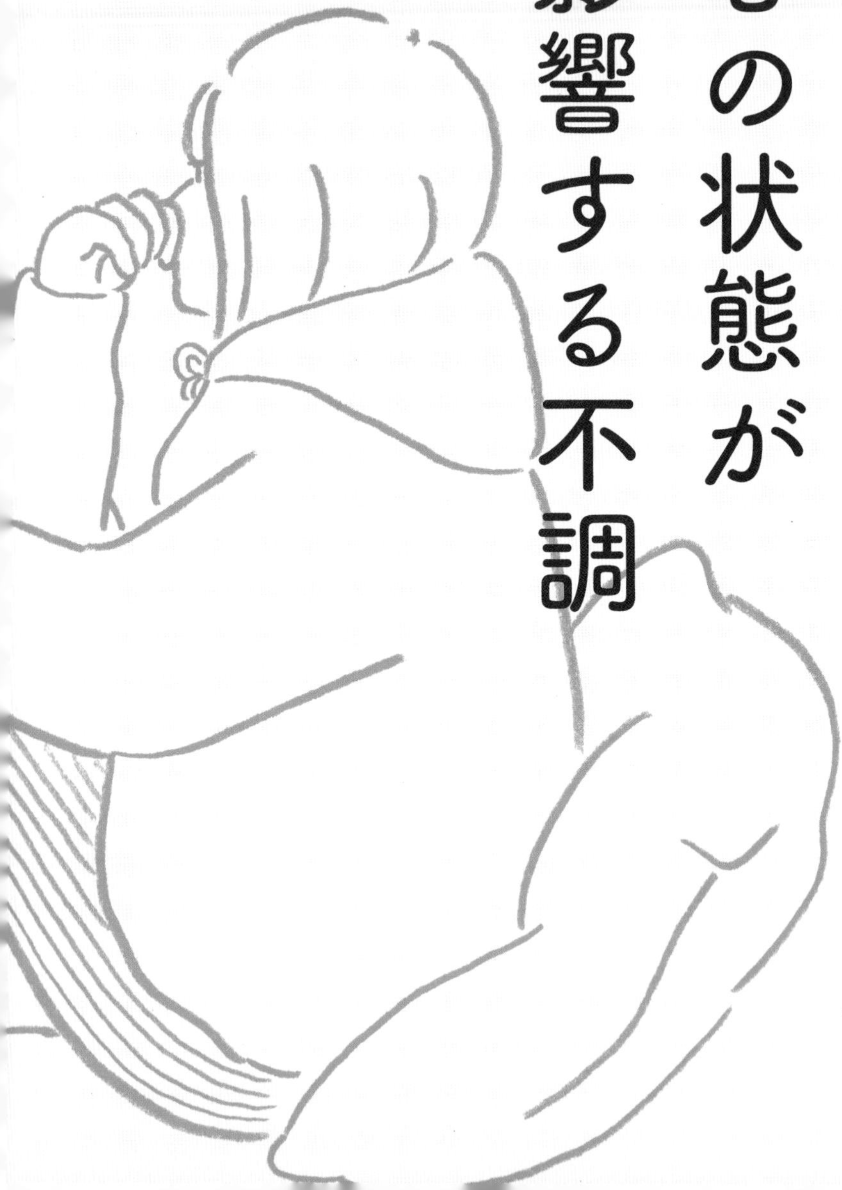

私たちは時間があるとつい考え続けてしまいます。
そして考えごとの大半は、
「どうしてあんなことを言ってしまったんだろう」
「明日の会議、嫌だなぁ」といった、過去への後悔や
未来に対する不安など、ネガティブなことです。
また、最近ではテレワークや人と会う機会の減少により
〝いいストレス〟自体が減っていることも
心のバランスを乱す大きな要因になっています。
こんなときはツボゆらしで、心の不安感をゆるめると共に、
心の目線をちょっと変えてみてください。
不安に目を向けるかわりに、
「最近、何か楽しいことあったかな？」
と自分に問いかけてみるといいですよ。

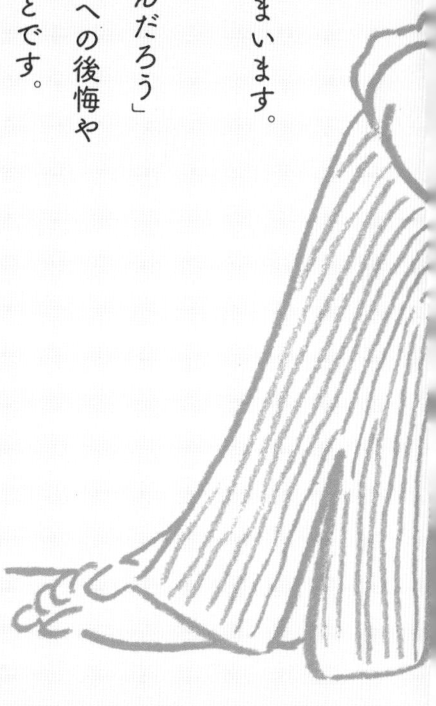

電車やバスに乗ると息苦しさや動悸を感じます。怖くてすぐに降りたくなります。

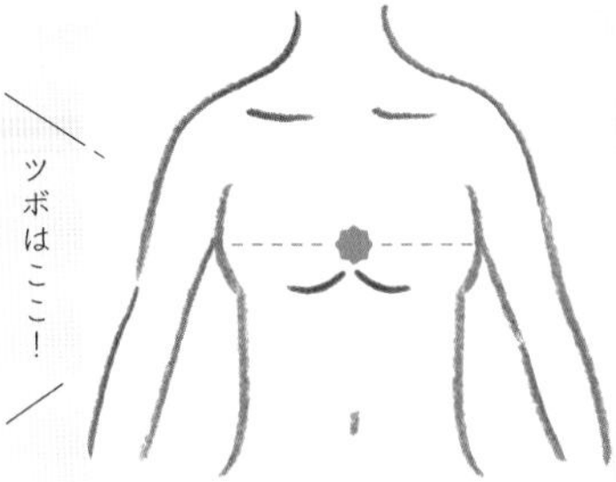

(ツボゆらし1)

膻中（だんちゅう）と呼ばれるツボ。「君主の宮城」ともいわれ、心臓につながっており、エネルギー不足や緊張状態のときに用いられる。

(ツボのとり方)

左右の乳頭を結んだ線の中央の位置。3本指で刺激する。

(HOW TO)

1

ツボの位置に中指をあてて
人差し指、薬指を添え、
指先を重ねる。

2

心地よいスピードで
上下に10秒ゆらす。

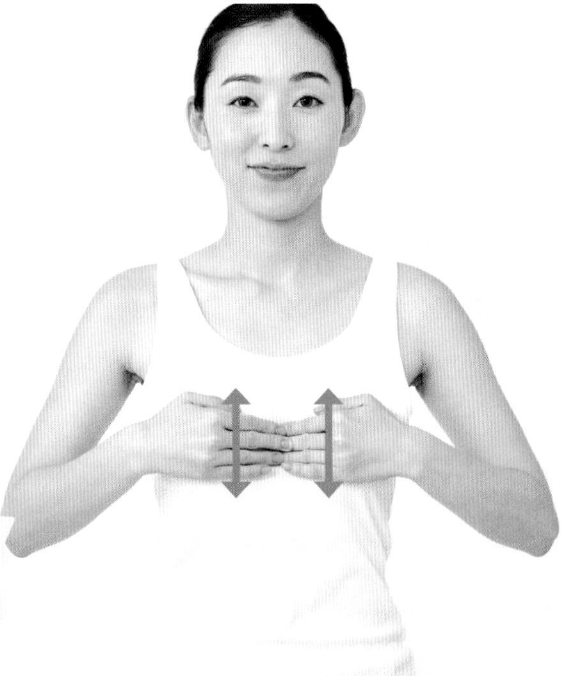

緊張がゆるむ
イメージで

緊張こわばりさん　熱こもりさん　胃腸虚弱さん　酸欠さん　代謝弱まりさん

人混みや狭い空間で体が緊張すれば、呼吸は浅くなって酸欠状態になってしまいます。また、過去に息苦しさや動悸の経験があるとトラウマとなり、再び症状が出て心拍数や血圧が上がってしまうのです。

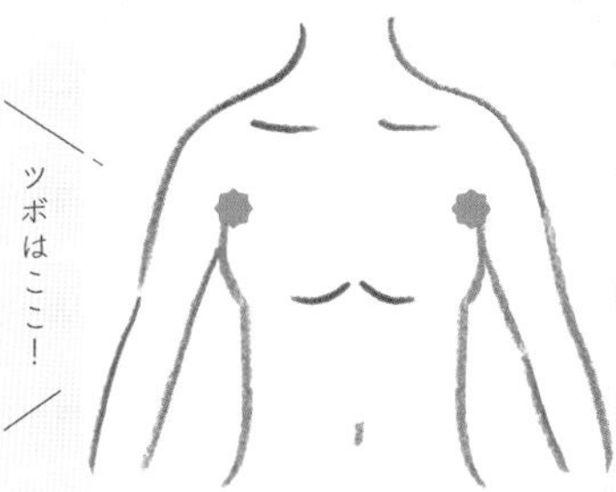

(ツボゆらし 2)

極泉（きょくせん）は心とかかわりの深いツボ。
脇をくすぐられると笑って力が抜けるように、
緊張をほぐし、心臓の拍動を抑える作用が。

(ツボのとり方)

脇のくぼみの中央。中指で刺激する。

(HOW TO)

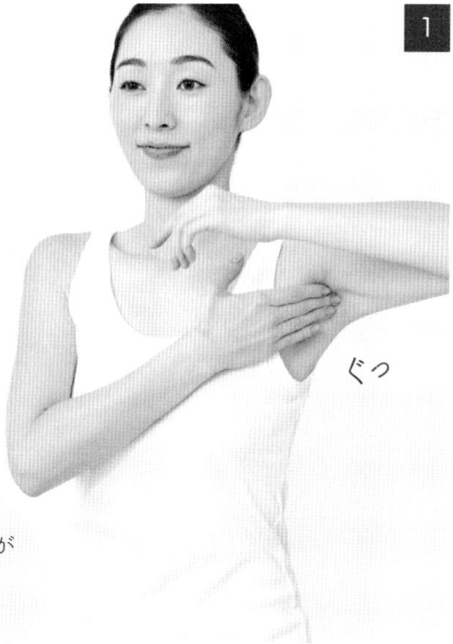

腕を上げ、ツボの位置に
中指を押しあてる。

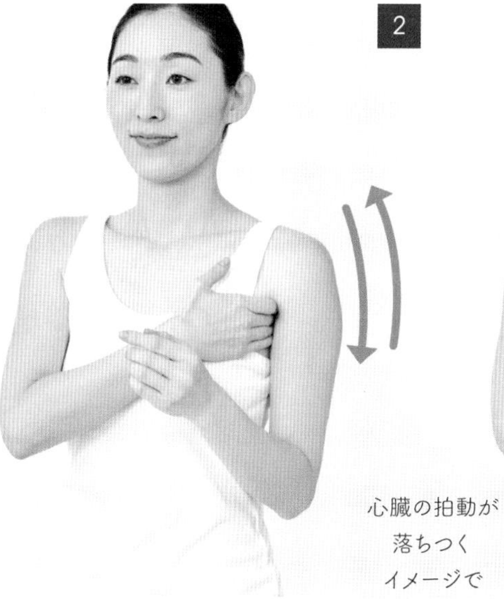

腕の上げ下げを10回繰り返す。
反対側も同様に。

1人でいると胸がザワザワして、みぞおち付近が締めつけられたように苦しくなります。

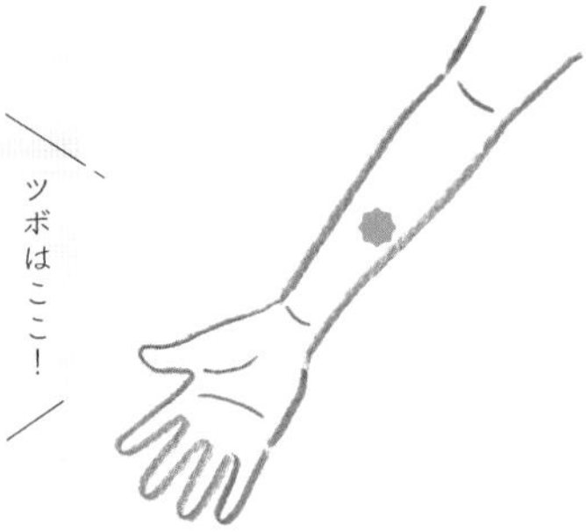

（ツボゆらし1）

郄門（げきもん）は気持ちを落ちつかせてくれるツボ。五臓の心に関係するツボで、胸のソワソワや興奮を抑える作用がある。

（ツボのとり方）

手首のしわと肘のしわの中央を結んだ線の中心点から親指1本分手首側。親指で刺激する。

（HOW TO）

1 ツボの位置に親指をあてる。

2 円を描くように10秒ゆらす。反対側も同様に。

不安が落ちつくイメージで

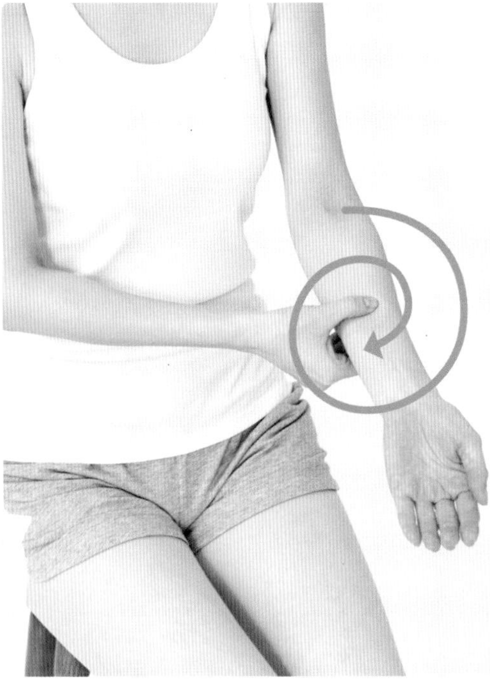

緊張こわばりさん　熱こもりさん　胃腸虚弱さん　酸欠さん　代謝弱まりさん

1人でいると喋ることができず、相談するなどして外に発散（吐き出すこと）ができません。そのため、気の滞り（緊張）が起きて不安になることも。五臓の「心」に関係の深いツボを刺激すると、心が落ちついてくるでしょう。

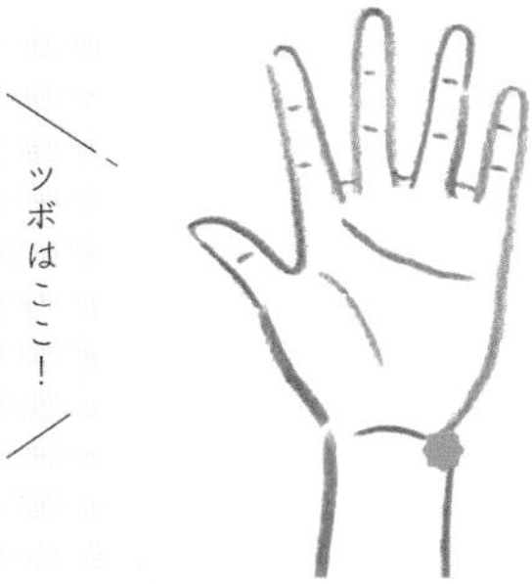

（ ツボゆらし2 ）

神門（しんもん）という心に関係するツボ。興奮や神経のたかぶりを抑え、精神を安定させる作用がある。動悸や胸痛にも使われる。

（ ツボのとり方 ）

手首のしわを小指側へたどり、ぽこっとした骨で指が止まるところ。親指で刺激する。

（ HOW TO ）

1

ツボの位置に親指をあてる。

2

心地よいスピードで手首を10秒ゆらす。反対側も同様に。

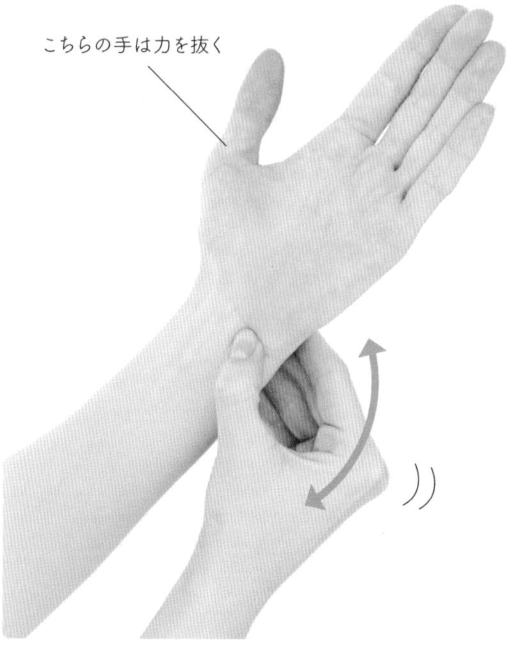

不安感

トラウマが引き金となり、先のことを考えすぎて不安に襲われます。

ツボはここ！

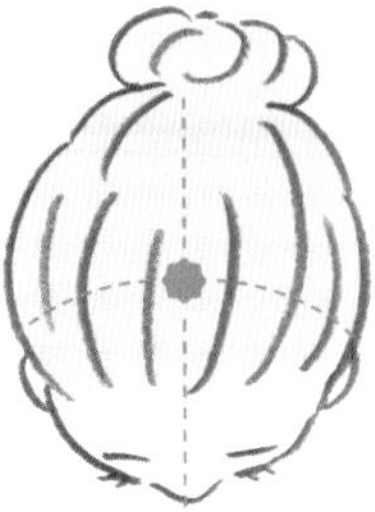

（ ツボゆらし1 ）

「百の経絡が会する場所」とされる百会（ひゃくえ）。すべての経絡に作用し、全身の調整に使われる。頭の緊張を取り除く効果も高い。

（ ツボのとり方 ）

両耳を結んだ線と体の中央の線が交わるところ。頭頂。３本指で刺激する。

（ HOW TO ）

1

ツボの位置に
中指をあて、
人差し指、薬指を添える。

2

心地よいスピードで
前後に10秒ゆらす。

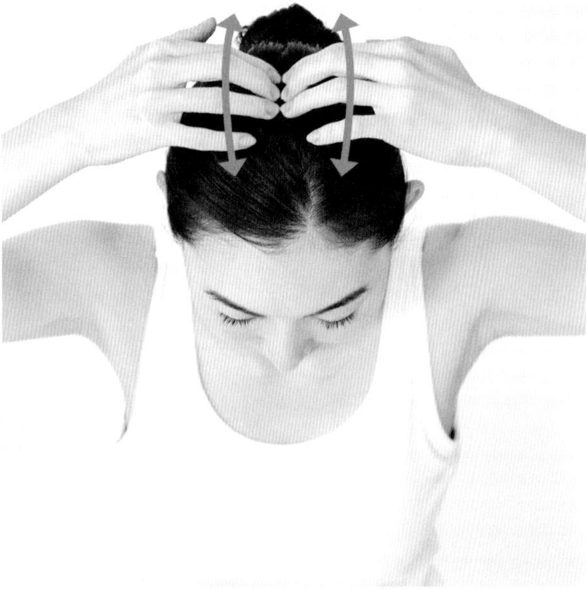

五臓六腑が整う
イメージで

緊張こわばりさん
熱こもりさん
胃腸虚弱さん
酸欠さん
代謝弱まりさん

過去にトラウマがあると、同じ状況で体が緊張してしまうことも。緊張で全身のエネルギーと血の巡りが悪くなり、頭皮や手足まで行き届かなくなります。これにより、不安感やパニック発作などを引き起こしてしまいます。

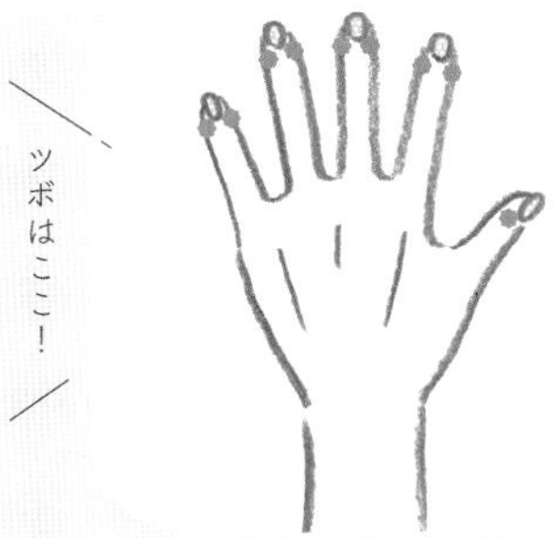

(ツボゆらし2)

井穴（せいけつ）は爪にあるツボで、緊張やみぞおちの膨満感に◎。爪は経絡の終点で神経が密集しており、もむことで副交感神経が優位に。

(ツボのとり方)

爪の両端の生えぎわから2㎜ほど下。2本指で挟んで刺激する。

(HOW TO)

1

爪の生えぎわを
反対の手で
左右からつかむ。

2

3～5秒ゆらす。
全部の指に行う。
反対側も同様に。

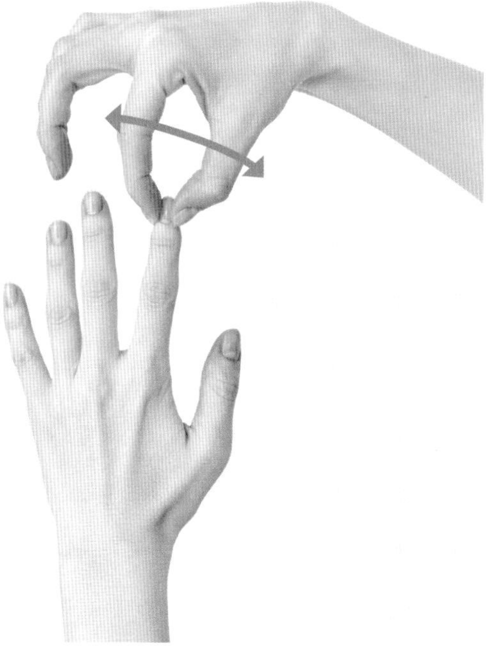

心が落ちつく
イメージで

出かける予定があると不安になります。ソワソワして気持ちが落ちつきません。

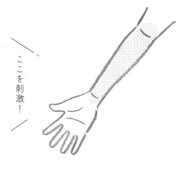

(ツボゆらし)

前腕前面は五臓の肺や心に関係する経絡が通っていて、神経も集まっている。ここを刺激すると気持ちが落ちつき、呼吸も深まる。

(ツボのとり方)

親指側に肺、小指側に心に関係の深い経絡が通っている。手のひらで刺激する。

(HOW TO)

1

前腕に手のひらをあてる。

2

3つの経絡を意識し、手首から肘まで前腕全体を10秒さする。反対側も同様に。

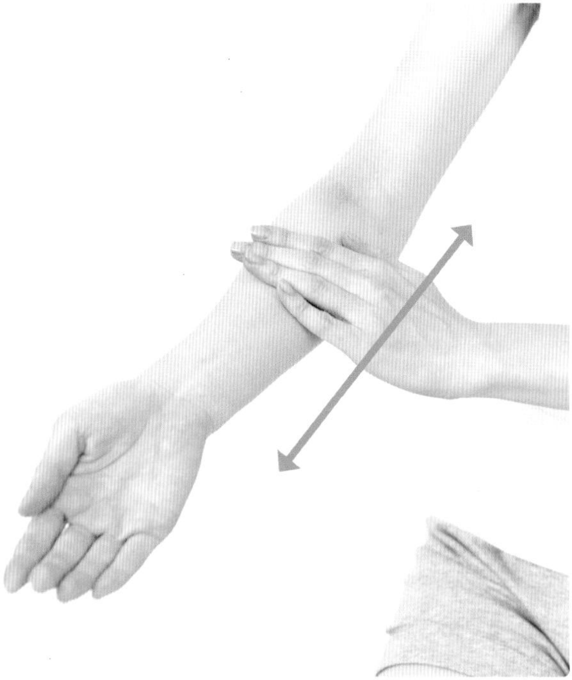

緊張こわばりさん
熱こもりさん
胃腸虚弱さん
酸欠さん
代謝弱まりさん

予定を入れることが苦手な人は、予定日が迫ると「予定なんて入れなければよかった」となることが。時間に間に合うかな？ 最後まで電車に乗れるかな？ と考えて不安感が募ってしまったら、「心」や「肝」につながる経絡を刺激しましょう。

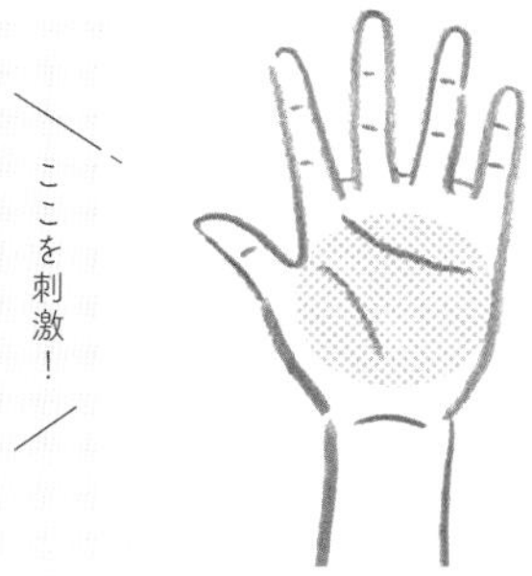

（ 手のエクササイズ ）

手を握る動きは五臓の肝と関係し、肝が乱れると体が緊張して力が入る＝手を握った状態のようになる。このエクササイズではあえて体を緊張させてから手を開くことで、さらに緊張がほぐれやすくなる。

（ HOW TO ）

1

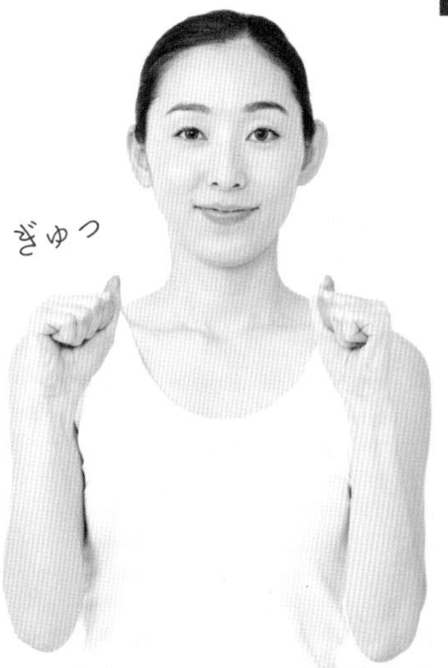

両手に力を入れてぎゅっと握る。

2

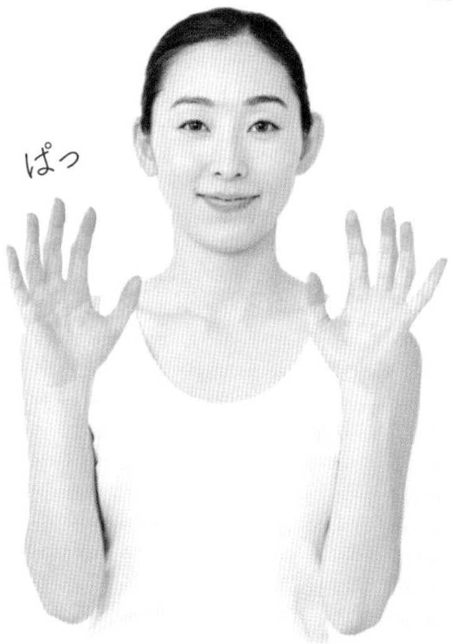

ぱっと離してリラックス。
これを10回繰り返す。

美容院や歯医者など長時間じっとしなくてはいけない場所が苦手です。

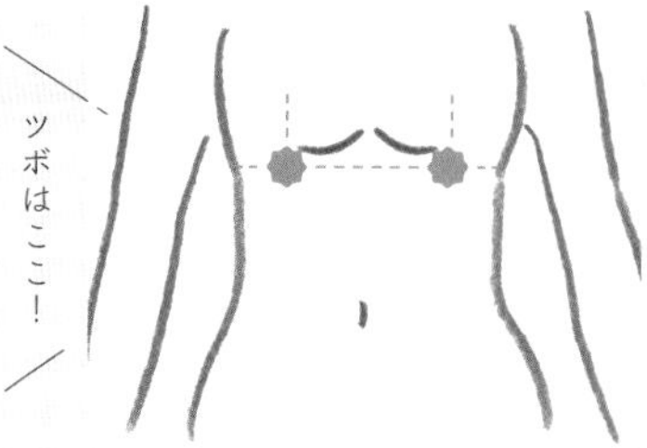

（ ツボゆらし1 ）

期門（きもん）は肝に関係するツボ。刺激することで血とエネルギーを全身に巡らせることができる。緊張や不安を感じるときに効果的。

（ ツボのとり方 ）

みぞおちの横と乳頭の下を結んだときにそれぞれぶつかるところ。付け根で刺激する。

（ HOW TO ）

1

ツボの位置に
手の付け根をあてる。

2

円を描くように回して
10秒刺激する。

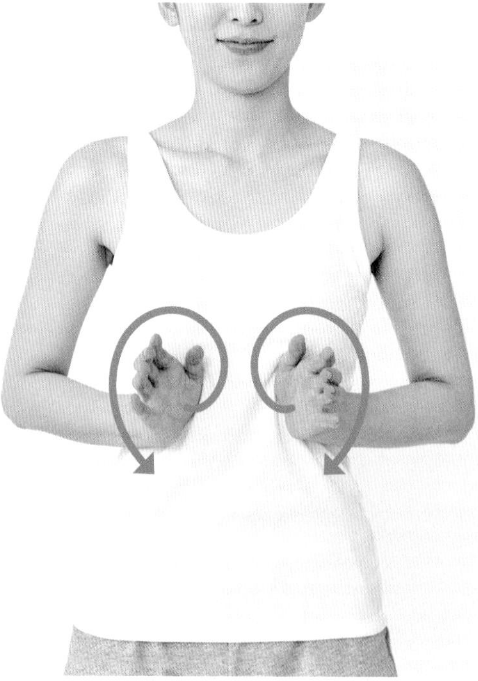

緊張がゆるむ
イメージで

緊張こわばりさん 熱こもりさん 胃腸虚弱さん 酸欠さん 代謝弱まりさん

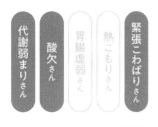

長時間拘束される美容院などでは、途中で「何かあったらどうしよう」と焦りや緊張が生まれてきてしまうことが。これにより、筋肉も緊張したり、血管が収縮したりしてしまい、血やエネルギーが全身に巡らなくなり不調につながります。

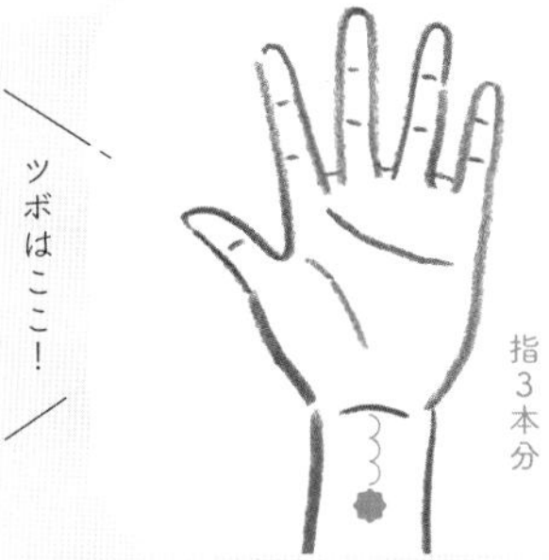

(ツボゆらし2)

内関（ないかん）、外関（がいかん）は手首にあるツボで、セットで使われることが多い。気持ちが落ちつくので、ソワソワなどに効果的。

(ツボのとり方)

手首のしわの中央から指3本分肘側が内関。裏側の同じ位置が外関。2本指で刺激する。

(HOW TO)

1

内関の位置に親指をあて、
手首を挟むようにして
外関に中指を
あてて押さえる。

2

心地よいスピードで
手首を前後に10秒ゆらす。
反対側も同様に。

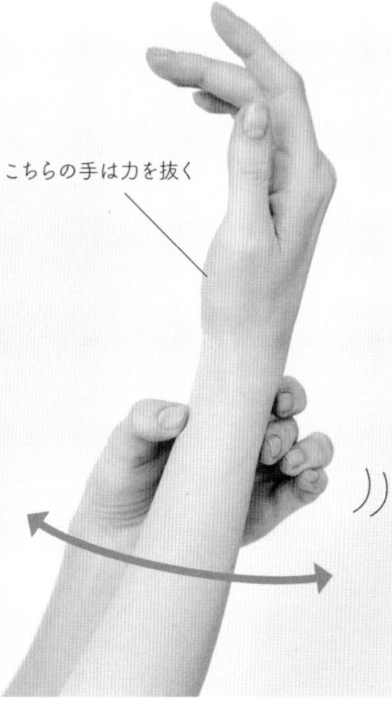

頻尿

日中トイレに行く回数が多いです。特に人と会う前や出かけるときは必ず数回行きたくなります。

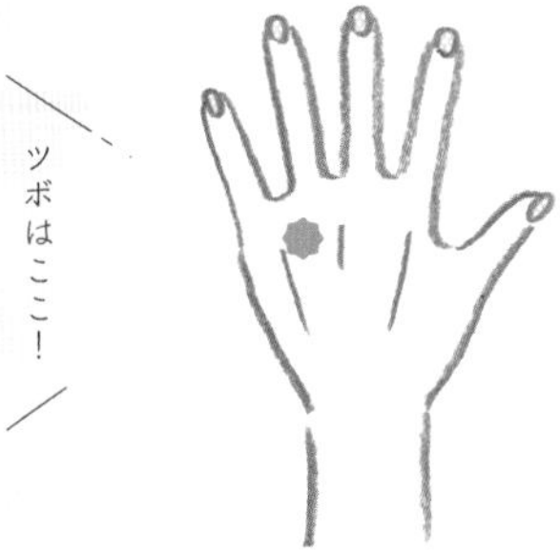

(ツボゆらし1)

水分の代謝と関係する経絡、三焦経にある中渚(ちゅうしょ)は尿トラブルに使われるツボ。ここを刺激すれば頻尿がおさまる。

(ツボのとり方)

手を握ったときに薬指と小指の関節の間にできる関節下のくぼみ。親指で刺激する。

(HOW TO)

1

ツボの位置に
親指をあてる。

2

心地よいスピードで
押さえた手を
10秒ゆらす。
反対側も同様に。

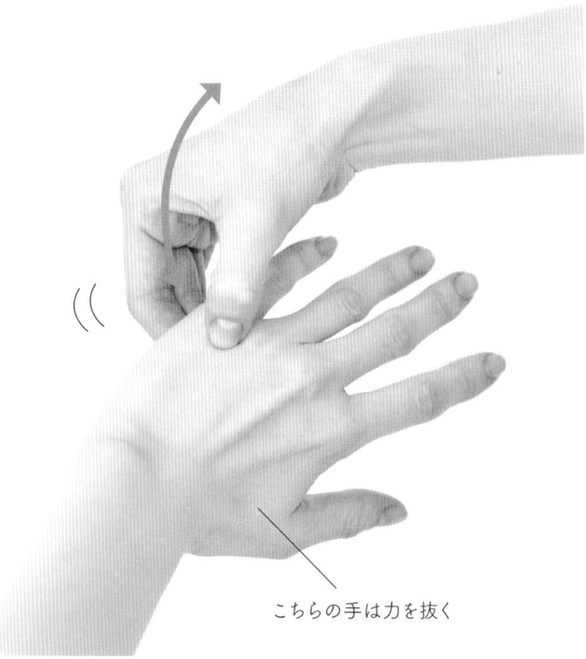

緊張こわばりさん　熱こもりさん　胃腸虚弱さん　**酸欠さん**　**代謝弱まりさん**

日中、膀胱におしっこが溜まっていなくても「行っとかないと」「途中で行きたくなる前に」とクセになっているケースがあります。頻尿は、日々の行動への影響も大きいため、気を使っている人も多いことでしょう。

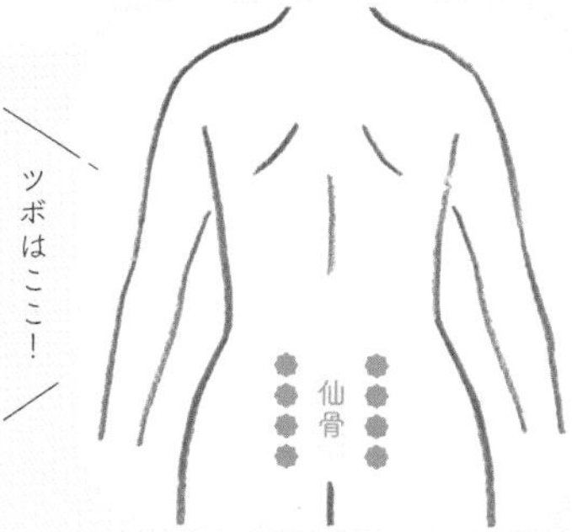

（ ツボゆらし 2 ）

八髎穴（はちりょうけつ）は頻尿や尿漏れに使うツボ。仙骨孔といわれる8つの穴は生殖器や膀胱とつながり、それらのトラブルに効く。

（ ツボのとり方 ）

仙骨上の左右の8つの穴。腰の内側に薬指をあて、そこから自然にほかの4指をおく。

（ HOW TO ）

1

仙骨の両サイドに
4本指をあて、
親指は楽な位置におく。

2

心地よいスピードで
上下に10秒ゆらす。

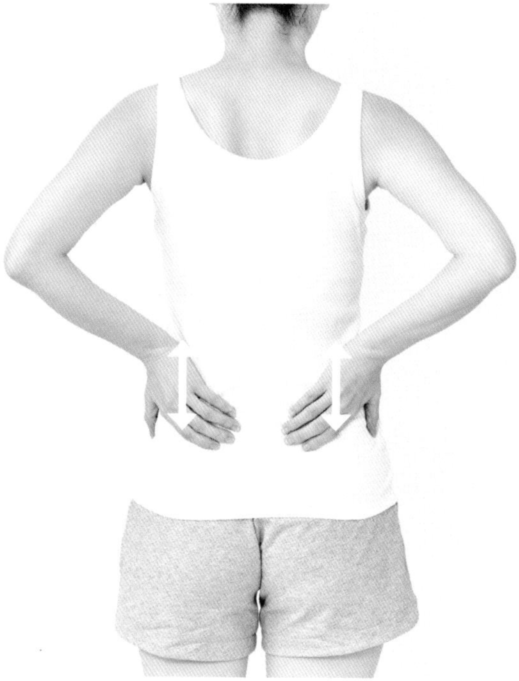

下腹部に届く
イメージで

無気力・疲れやすい

体力がなくて動く気になれません。少し動いただけでもかなり疲れてしまいます。

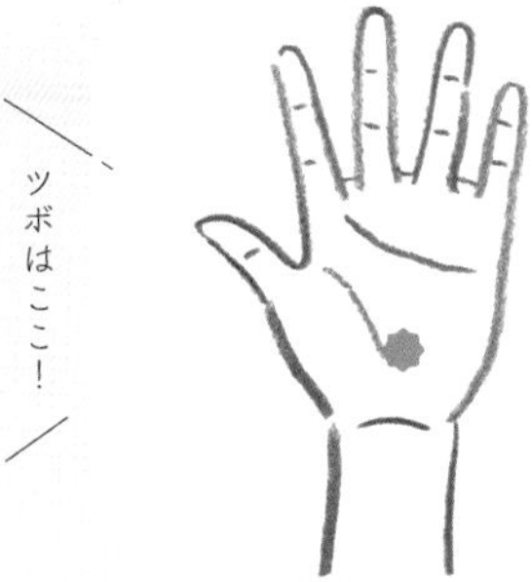

(ツボゆらし1)

労宮（ろうきゅう）は気が集まる場所とされ、無気力や心が疲れたときに用いるツボ。精神的な疲労をやわらげてくれる。温めるのもいい。

(ツボのとり方)

手のひらを握ったときに中指と薬指の先端がぶつかるところ。親指で刺激する。

(HOW TO)

1

ツボの位置に親指をあて、
痛気持ちいい
程度の強さで押す。

2

円を描くようにして
10秒ゆらす。
反対側も同様に。

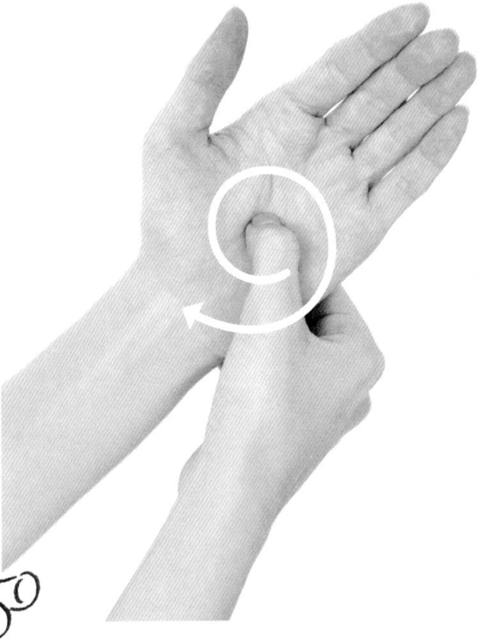

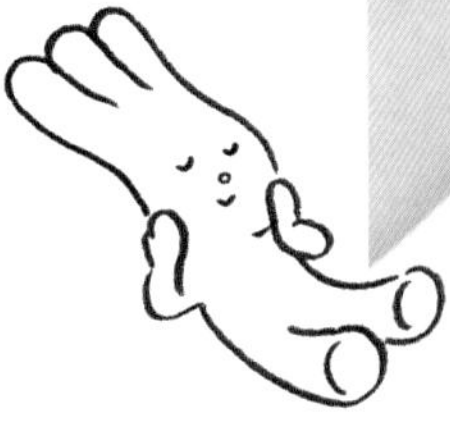

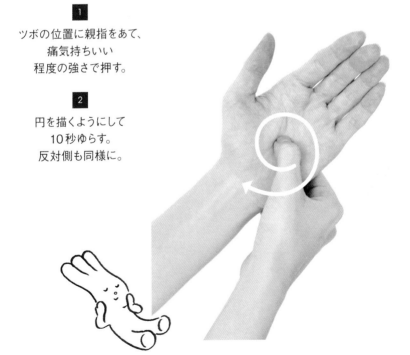

緊張こわばりさん　熱こもりさん　胃腸虚弱さん　酸欠さん　代謝弱まりさん

エネルギー不足(気虚)が原因。東洋医学では下腹部(腎)が弱ると、エネルギーを蓄えておけなくなります。肺で取り入れた空気やエネルギーを下腹部の丹田に蓄え、呼吸のエネルギーを補うといいでしょう。

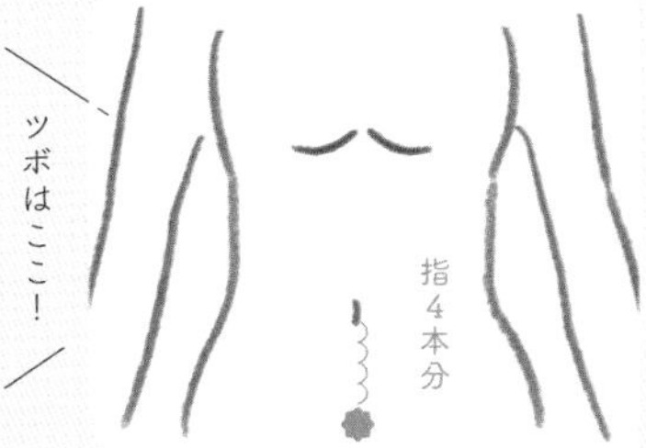

(ツボゆらし 2)

関元(かんげん)は下腹部の丹田(たんでん)にあり、気が集まるところ。刺激することでエネルギーが高まる。腹式呼吸や温めるのも効果的。

(ツボのとり方)

おへそから指4本分下の真下。下腹部にある。3本指で刺激する。

(HOW TO)

1

ツボの位置に中指をあて、
人差し指と薬指を添え、
指先を重ねる。

2

円を描くようにして
10秒ゆらす。

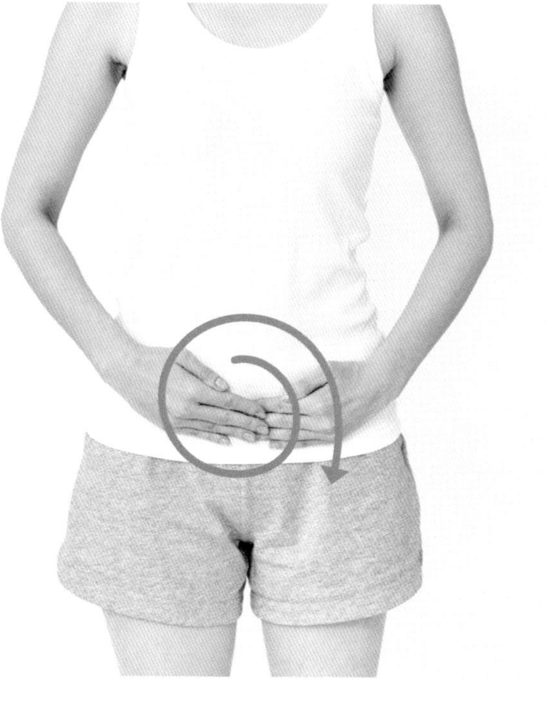

温かくなる
イメージで

朝起きるとめまいがします。少し経つと落ちつきますが、立ち上がるまで数分かかります。

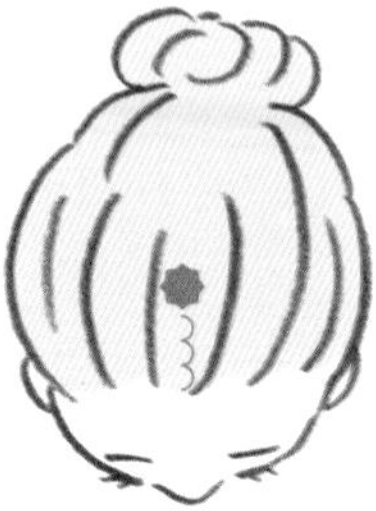

(ツボゆらし1)

顖会（しんえ）は古典書でもふれられているめまいの特効穴。原因にかかわらずどんなめまいにも効く。

(ツボのとり方)

体の中央線上にあり、髪の生えぎわから指3本分真上。3本指で刺激する。

(HOW TO)

1

ツボの位置に中指をあて、
人差し指、
薬指を添える。

2

心地よいスピードで
前後に10秒ゆらす。

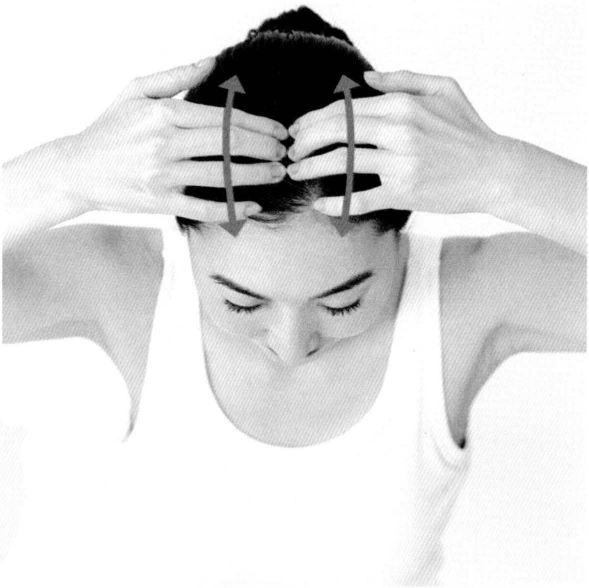

平衡感覚が
戻ってくる
イメージで

緊張こわばりさん　熱こもりさん　胃腸虚弱さん　酸欠さん　代謝弱まりさん

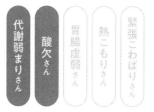

寝ているとき、血液の3分の2が肝臓に集まり、解毒や浄化が行われています。つまり、寝ているときも体の内側は動いてエネルギーを使っているのです。そのため、朝に必要なエネルギーが巡らず、めまいが起きてしまいます。

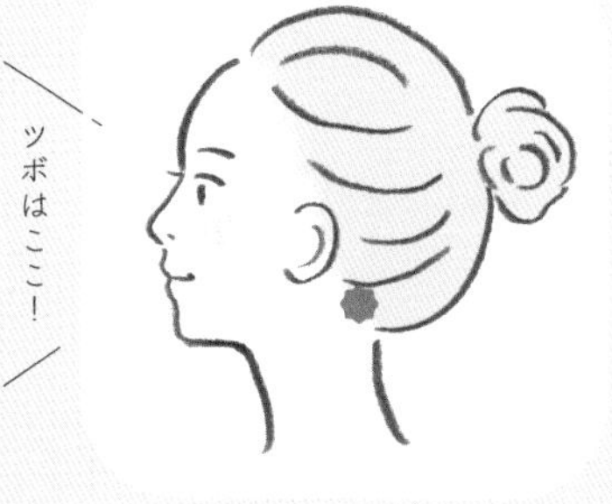

(ツボゆらし2)

安眠（あんみん）は名前の通り不眠に使われるツボ。朝のめまいに効果を発揮する。起き上がったときに刺激するといい。

(ツボのとり方)

耳たぶの後ろにあるボコッとした骨のすぐ下。親指で刺激する。

(HOW TO)

2

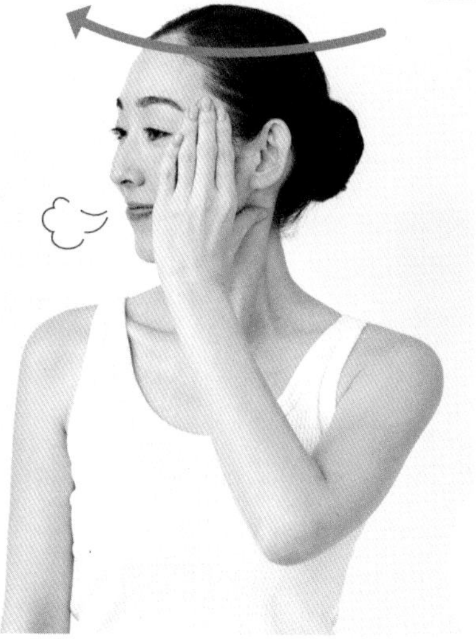

息を吐きながら、ツボを押さえている側と逆に顔を向ける。息を吸って正面に戻る。4回繰り返す。反対側も同様に。

1

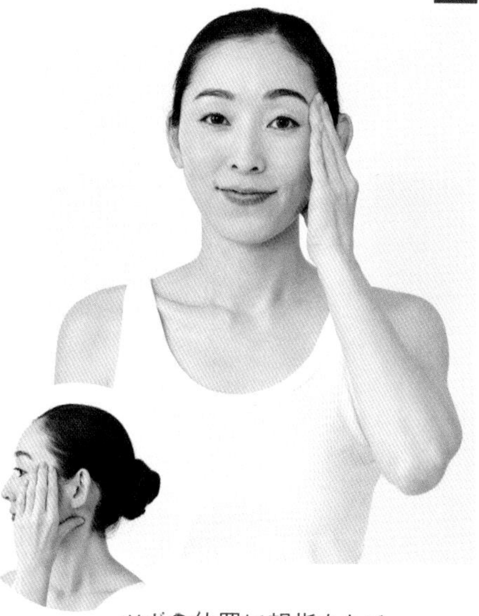

ツボの位置に親指をあて、残りの指は顔に添える。

なかなか眠りにつけません。ベッドに入ってから3～4時間眠れないときがあります。

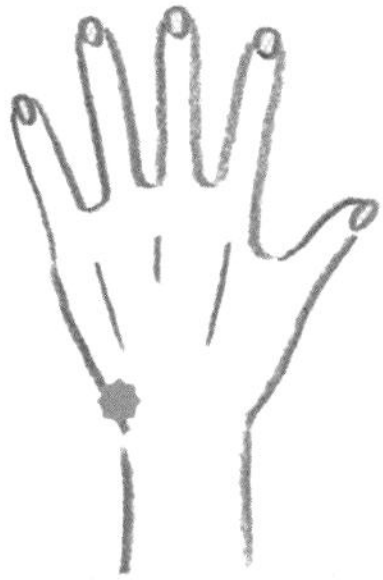

（ ツボゆらし ）

陽谷（ようこく）は体の熱を冷ますツボ。頭が休まらず、熱がこもって興奮状態になった脳を静めることができる。

（ ツボのとり方 ）

手の甲側で、小指の延長線と手首が交差するくぼみ。親指で刺激する。

（ HOW TO ）

1

ツボの位置に
親指をあてる。

2

心地よいスピードで
前後に10秒ゆらす。
反対側も同様に。

熱が冷める
イメージで

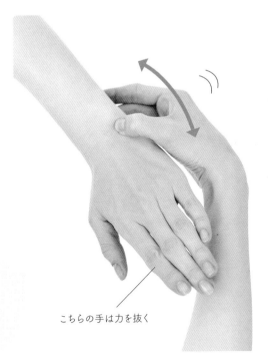

緊張こわばりさん　熱こもりさん　胃腸虚弱さん　酸欠さん　代謝弱まりさん

寝つきが悪いのは、脳や体が興奮し、覚醒モードになっているから。この場合は、体が休むモードになっていないため、すごく疲れていても眠れないという状態になってしまいます。興奮や緊張を静めることが必要です。

(プチ瞑想)

呼吸は「今この瞬間」に意識を向けるのに最適。瞑想中にいろいろな考えごとが湧いてきたら、もう一度呼吸に意識を向けるようにする。頭の中が鎮静し、眠りにつきやすくなる。眠りにつく前だけでなく、朝晩いつ行ってもOK。

(HOW TO)

1

楽な姿勢で座り、お腹に手をあてる。

2

ゆっくり腹式呼吸をしながら、1分間行う。

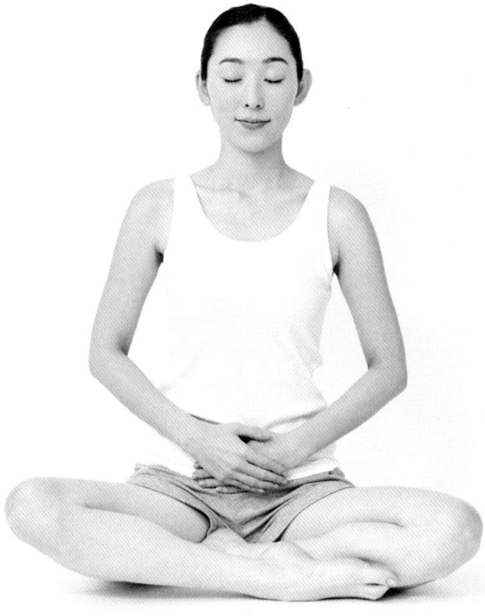

お腹が膨らむ感覚、へこむ感覚を味わって

頑張り屋さんに多い

緊張や疲労からの不調

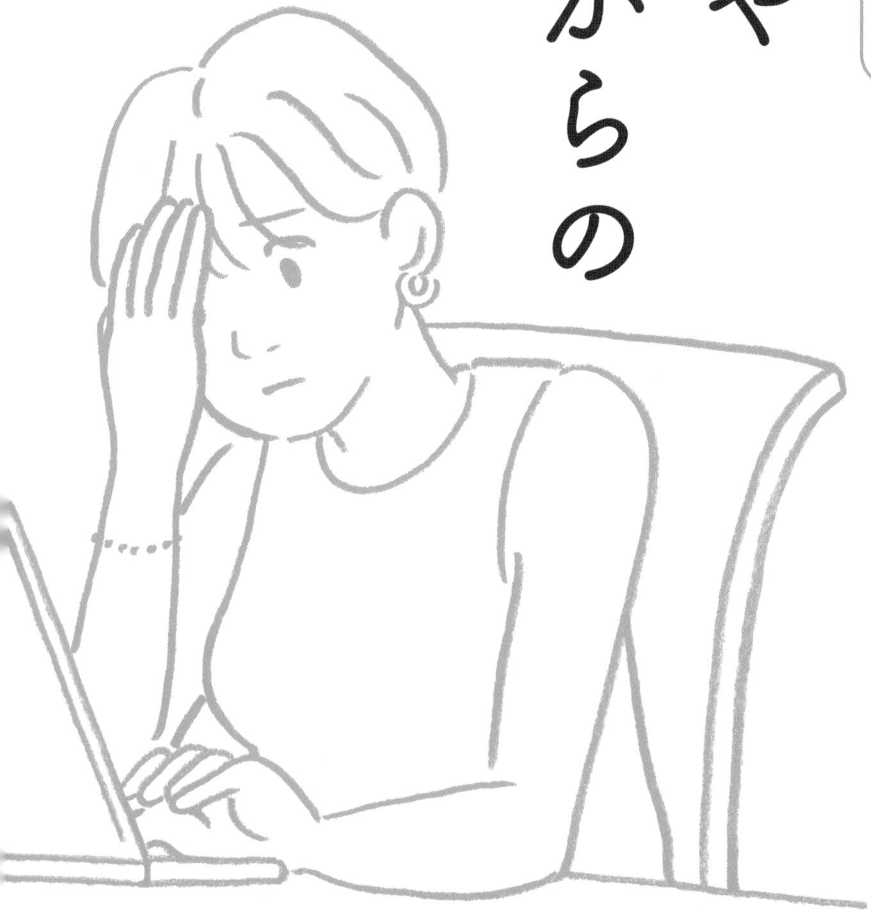

責任感が強く、まじめで、頑張り屋。
体が緊張しやすいのはこういう人が多い。
これは日本人の国民性ともいえるでしょう。
まわりに合わせたり、人の目を気にしたりすることは
時と場合によってはもちろん大切ですが
人目を気にせず、気を抜く時間を持つことも
同じくらい大切です。
緊張や疲れからくる不調に悩んでいる人は
いい意味で「適当」になってみましょう。
どうしようもないストレスならば、
「仕方ない」と割り切ってしまうことも有効。
そのほうが変な葛藤が生まれず、
心が楽になることも多いのです。

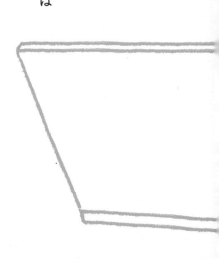

寝ている間に歯を食いしばり、首肩コリがひどくなります。マウスピースでも治りません。

ツボはここ！

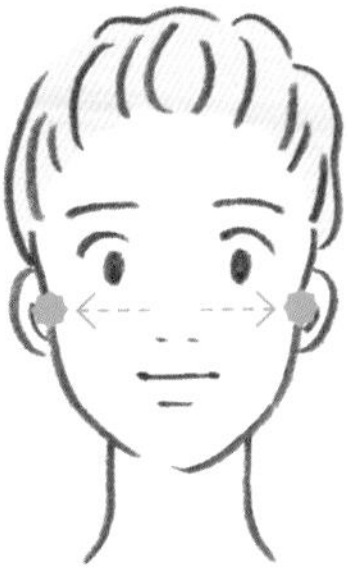

（ ツボゆらし ）

下関（げかん）は顎関節にあるツボ。食いしばり続けることで筋肉が緊張し、硬くなり、押すと痛む。ほぐすと顎がゆるむ。

（ ツボのとり方 ）

頬骨を耳に向かってたどり、もみあげの下にあるくぼみ。顎関節。親指で刺激する。

（ HOW TO ）

1
ツボの位置に
親指をあてる。

2
口を10回開け閉めする。

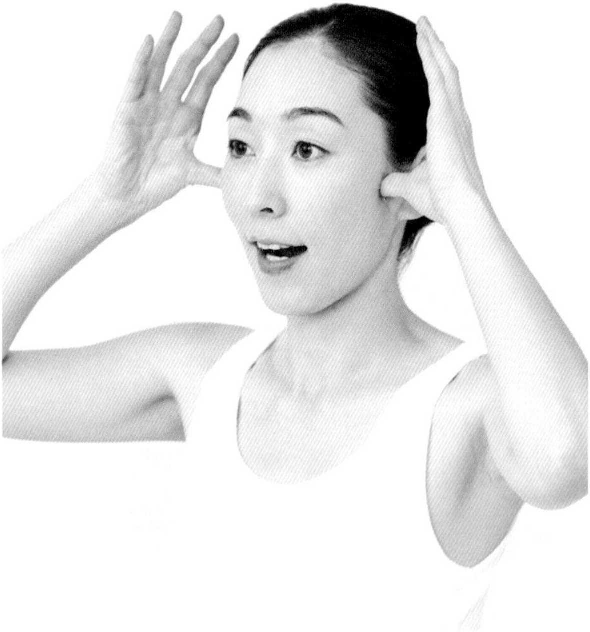

あごの関節を
ほぐす
イメージで

緊張こわばりさん

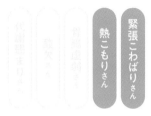

熱こもりさん

胃腸虚弱さん

酸欠さん

代謝詰まりさん

体の力を抜きにくい人に出る不調です。仕事や家事をしたり、人間関係の悩み·不安で考えごとが多かったりすると無意識に力が入ってしまいます。日中に力が入ってしまうことで寝ている間も緊張がほぐれず、歯を食いしばってしまいます。

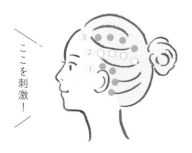

(側頭筋ゆらし)

耳の上にある側頭筋は側頭部全体を覆っている大きな筋肉で、奥歯を噛み締める際に使われる。ここが硬いと、噛み締めがひどくなることも。緊張をゆるめてあげるとあごも一緒にゆるむ。4本指で刺激する。

(HOW TO)

1

耳の上に4指の腹をあて、親指は首の後ろに添える。

2

心地よいスピードでグルグル回す。側頭筋の①下→②中→③上と指をあてる位置を変えながら、全体を刺激する。

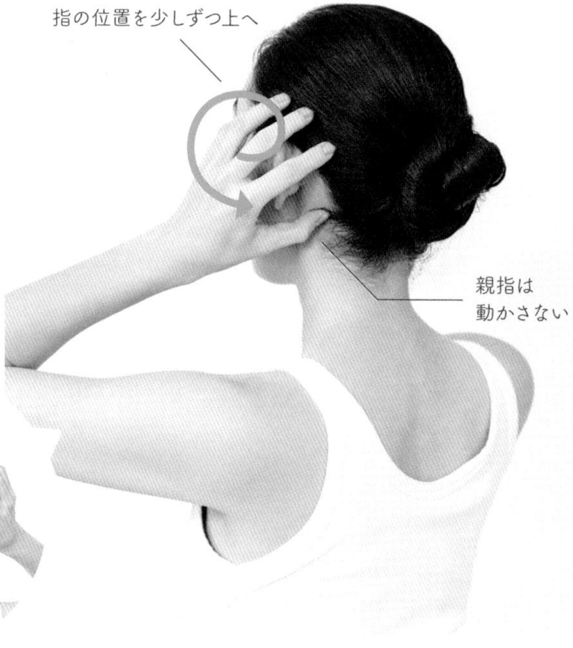

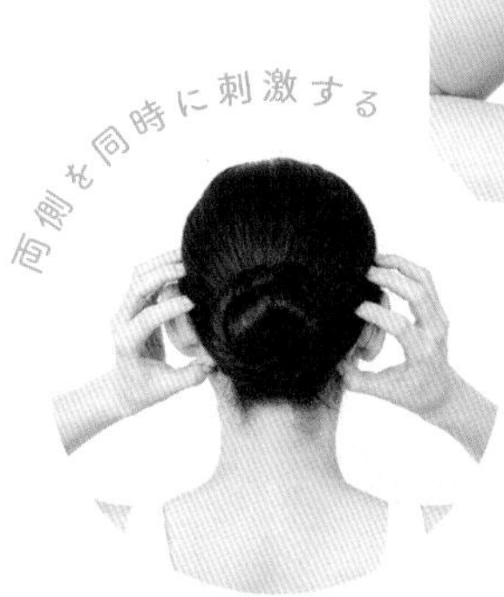

朝、スッキリ起きられません。寝ても疲労が抜けず、毎日つらいです……。

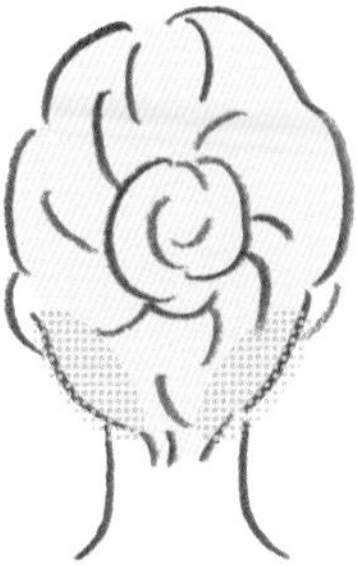

ここを刺激！

（ ツボゆらし ）

天柱（てんちゅう）、風池（ふうち）、完骨（かんこつ）を同時に刺激。首がゆるんで頭部への血流が増し、血やエネルギーの流れも改善。

（ ツボのとり方 ）

後頭部の髪の生えぎわを中央から耳の方向にスライドしながら、3本指で刺激する。

（ HOW TO ）

1

ツボの位置に
3本指をあてる。

2

心地よいスピードで
左右に10秒ゆらす。

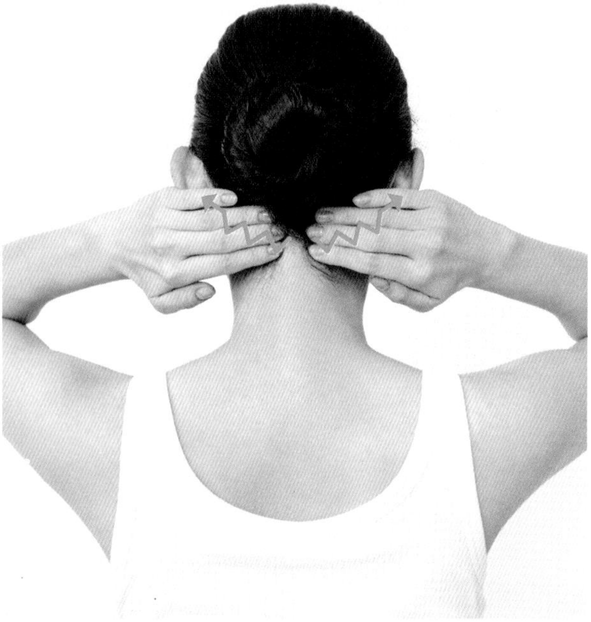

頭がスッキリする
イメージで

スッキリ起きられないのは、脳に血が巡っていないからです。髪の生えぎわをほぐして血流を促し、丹田呼吸法を取り入れて大気中のエネルギー（酸素や空気）を下腹部に蓄えましょう。食べもの以外のエネルギー補充になります。

（ 丹田呼吸法 ）

丹田は気が集まる場所。腎の管轄でもある。腎が乱れると疲労感が強まり、呼吸も浅くなりやすいので、深い呼吸によって丹田を刺激して腎を整え、心を落ちつかせよう。口から息を吐き出すと緊張もゆるみやすくなる。

（ HOW TO ）

1

足を腰幅程度に
開いて立つ。

2

丹田（下腹部）に
両手をあてる。

3

鼻から息を吸う。

4

口をすぼめ、
吸うときの2倍の
長さで息を吐き出す。

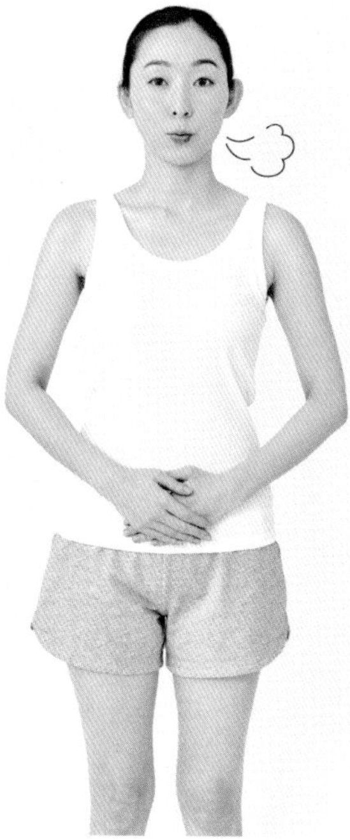

体に力が入りやすく、リラックスすることが苦手です。呼吸も浅くて疲れやすいです。

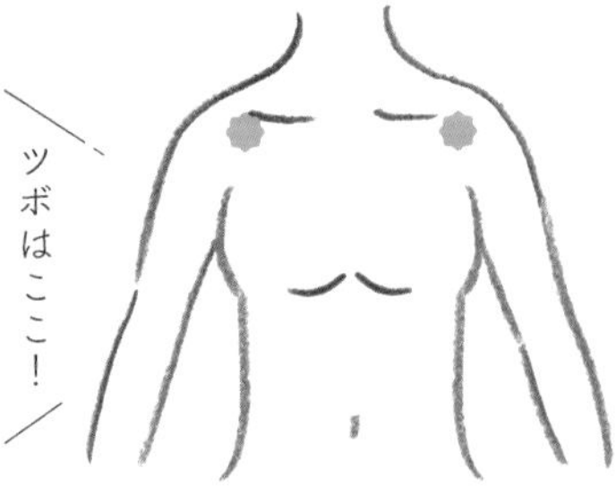

(ツボゆらし)

中府（ちゅうふ）は呼吸にかかわるツボ。胸の筋肉が硬くなったときに痛みが出るポイントでもあり、ゆるむと呼吸が深まる。

(ツボのとり方)

鎖骨の下を肩方向へなぞり、指が止まるところから指1本分下のくぼみ。3本指で刺激する。

(HOW TO)

1

ツボの位置に中指をあて、
人差し指、
薬指を添える。

2

心地よいスピードで
上下に10秒ゆらす。
反対側も同様に。

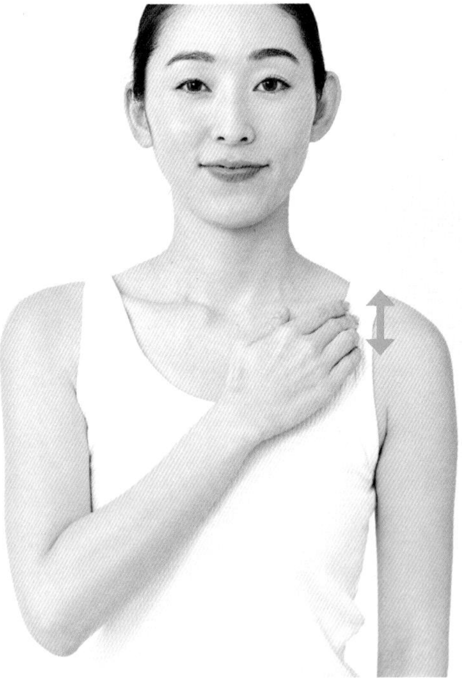

肺に空気が入る
イメージで

緊張こわばりさん
熱こもりさん

力を抜きにくい人は、胸鎖乳突筋と鎖骨下の筋肉が硬いことが多いです。猫背になり、呼吸が浅くなり、血管や神経、経絡（ツボ）などの圧迫を引き起こすことにつながります。これにより、疲労感が出やすくなります。

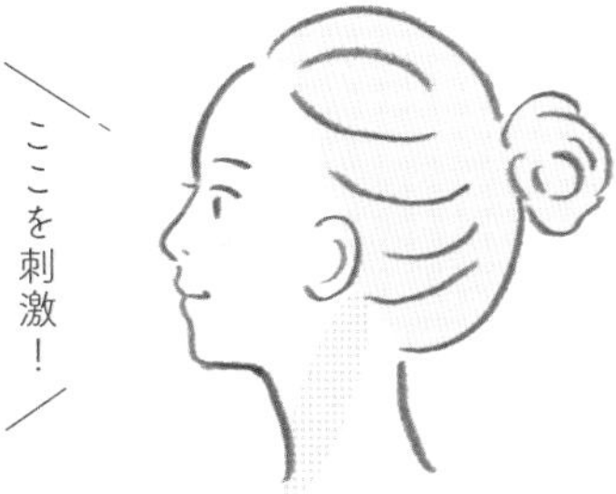

（ 胸鎖乳突筋ゆらし ）

力を抜くのが苦手な人は胸鎖乳突筋が硬いことが多い。この筋肉をつまんでゆらすと緊張がゆるみ、首肩コリが改善。呼吸がしやすくなり、鼻の通りがよくなる効果もある。筋肉上には大事なツボも多く、経絡の流れも整う。

（ HOW TO ）

1
胸鎖乳突筋の上部を親指と人差し指で挟んでつまむ。

2
心地よいスピードで前後に10秒ゆらす。反対側も同様に。

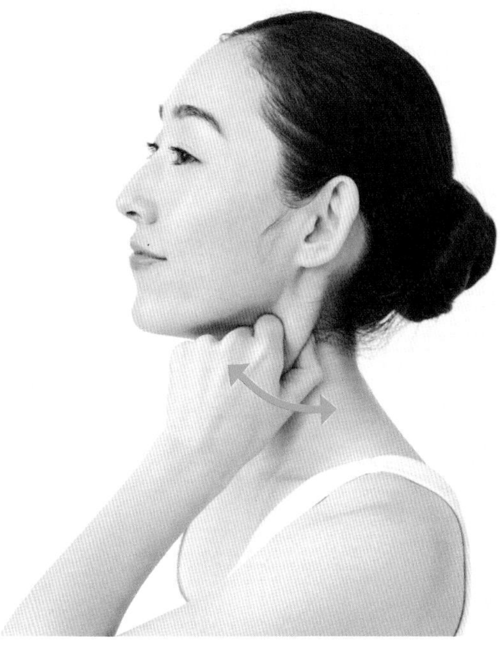

ときどき両腕がしびれます。背中もはっていて、重りを背負っているようです。

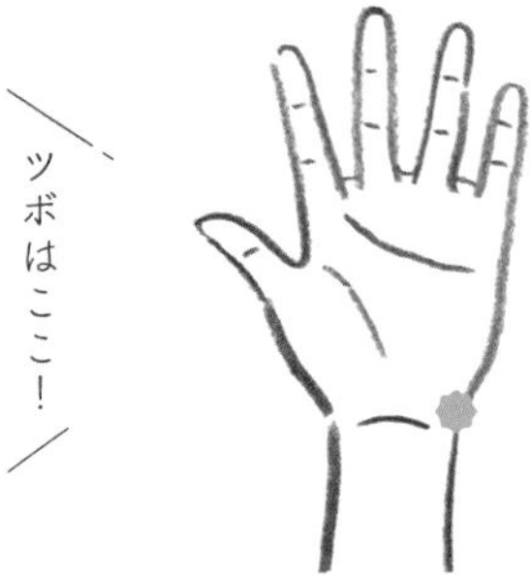

(ツボゆらし)

腕骨(わんこつ)は、肩甲骨をジグザグに走っているツボ。原因が何であれ、背中に痛みや違和感がある場合に効果的。

(ツボのとり方)

小指から手の側面をなぞってボコッとした骨で指が止まるくぼみ。親指で刺激する。

(HOW TO)

1

ツボの位置に
親指をあてる。

2

心地よいスピードで手首を
前後に10秒ゆらす。
片方の背中が痛い場合は
痛みがあるほうの
ツボをゆらす。
左右差がなければ両方行う。

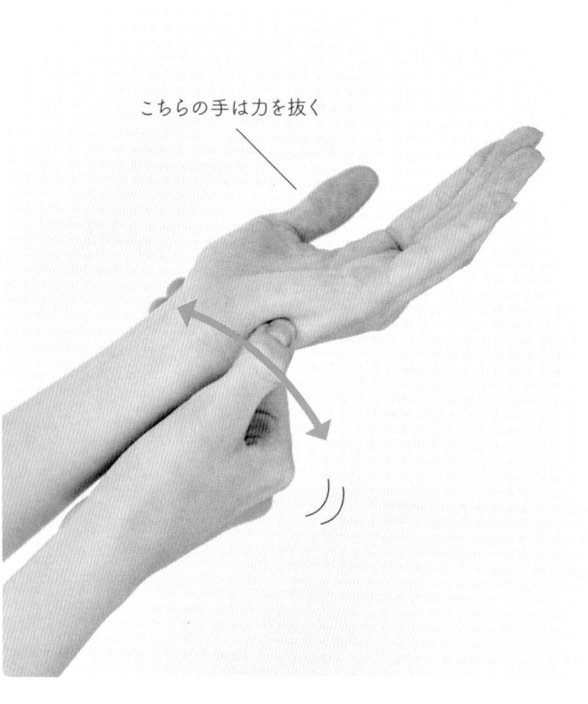

腕のしびれは背中のはりと関係しています。デスクワークをする人や同じ姿勢を長時間とっている人は、背中がはりやすい傾向です。緊張しやすい人も、背筋をピンと伸ばしてしまうため、背中や肩甲骨の内側が硬くなってしまいます。

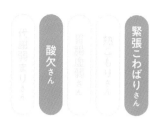

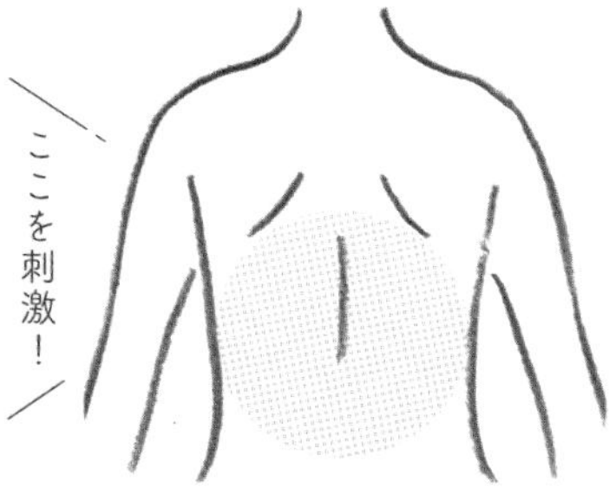

（ 広背筋ストレッチ ）

広背筋は背中の表面を覆っている大きな筋肉。ここがはっていると、肩甲骨や背中全体の硬さに直結するので、表面の筋肉をほぐすといい。現代人が詰まりやすい膀胱経も整えられる。

（ HOW TO ）

1

四つ這いになり、
片手を前に伸ばす。

2

息を吐きながらお尻を
後ろに引いて脇や
体側を10秒伸ばす。
ゆっくり元に戻り、
反対側も同様に行う。

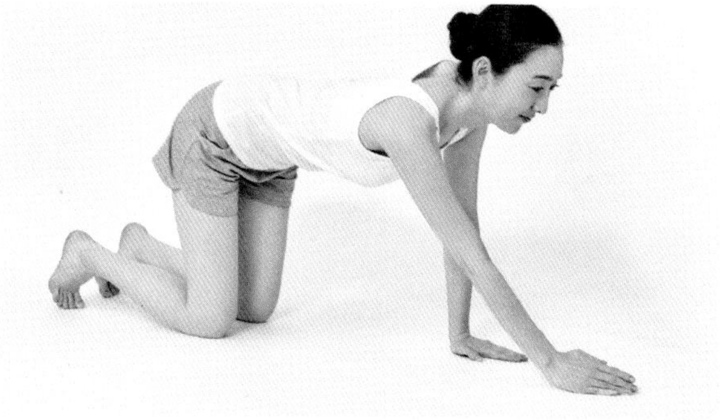

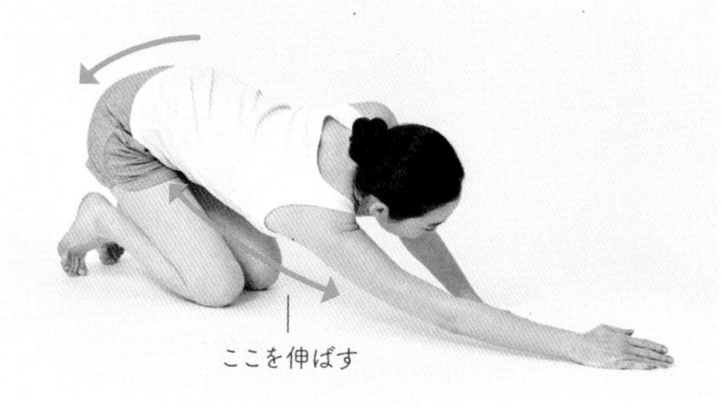

眼精疲労・ドライアイ・老眼

スマホやPCのみすぎで目が疲れています。最近は近くのものがみづらいです。

ツボはここ！

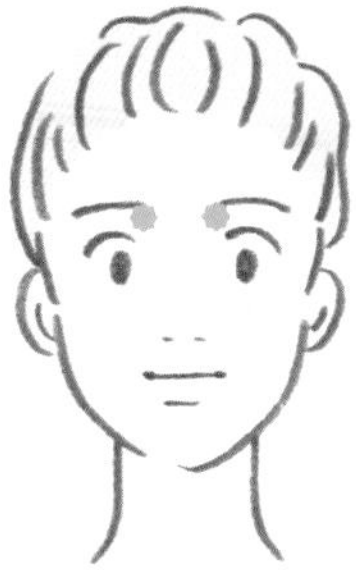

（ ツボゆらし1 ）

攅竹（さんちく）は眼精疲労の特効穴。1時間に1回を目安に、デスクワークの合間にやるといい。目の筋肉がゆるみ、疲労がとれる。

（ ツボのとり方 ）

眉頭の下のくぼんだところ。眉毛の下部。親指で刺激する。

（ HOW TO ）

1

ツボの位置に親指をあてる。

2

斜め上方向に向かって
ぐーっと10秒押す。
反対側も同様に行う。

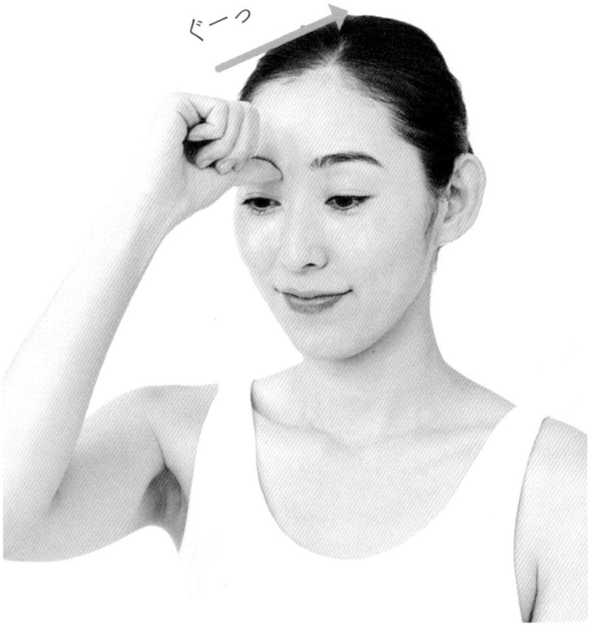

緊張こわばりさん

熱こもりさん

目の疲れの原因は、目を酷使する以外に首のコリなどがあります。これは目の神経が後頭部から出ているからです。首のコリにより筋肉が硬くなり、血の巡りが悪くなって、血が目に行き届きにくくなってしまい疲労が溜まってしまいます。

ツボはここ！

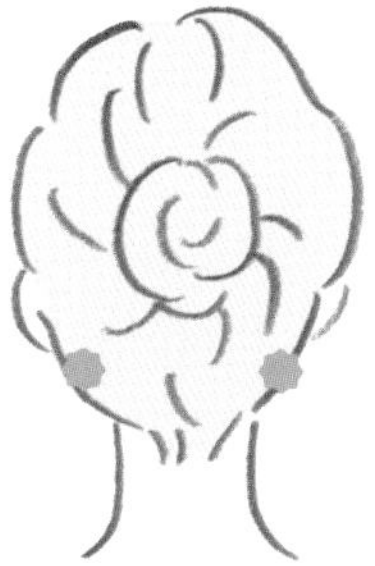

(ツボゆらし2)

風池（ふうち）は首にあり、後頭部から出ている視神経と関係する。ここがゆるむと、神経のつながりから目の緊張がとれて楽になる。

(ツボのとり方)

髪の生えぎわにある、うなじの外側の腱のくぼみ。一番へこんでいるところ。親指で刺激する。

(HOW TO)

1

ツボの位置に
親指をあて、
4本指を側頭部に添える。

2

心地よい圧で
上に向かって10秒押す。

※頭痛がひどいときは控える。

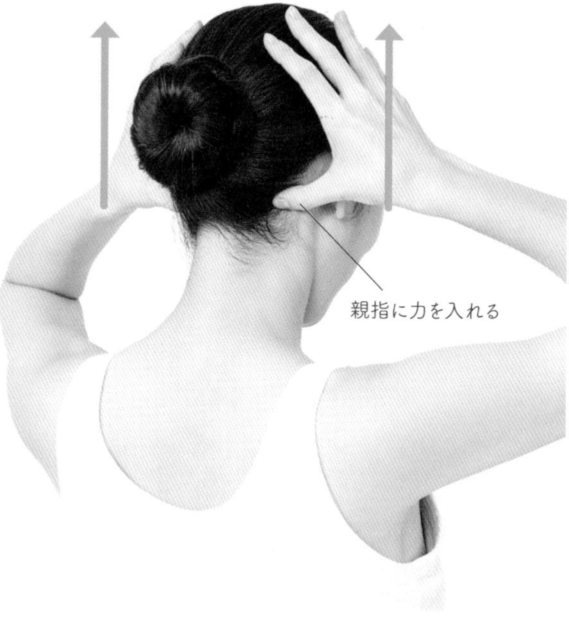

頭ごと引き上げる
イメージで

目のピクピク・眼瞼痙攣

疲れが溜まると、まぶたがピクピクと痙攣するときがあります。

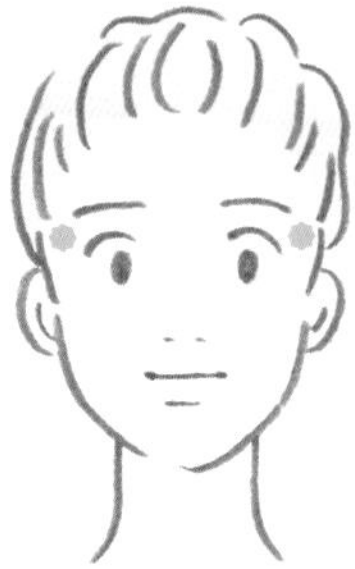

ツボはここ！

(ツボゆらし1)

太陽（たいよう）は目の疲労をとるツボで、刺激すると緊張がゆるむ。クマをとる効果も。敏感な部分なのでやさしく刺激すること。

(ツボのとり方)

目尻と眉尻を結んだ線の真ん中で、こめかみ下のくぼみ。中指で刺激する。

(HOW TO)

1
ツボの位置に
中指をあてる。

2
やさしい圧で10秒押す。

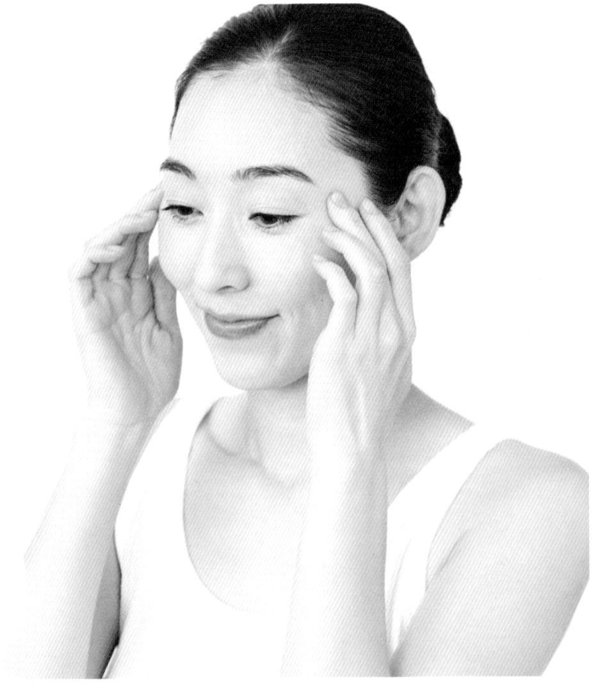

緊張した目の
周りがほぐれる
イメージで

痙攣は疲労やストレスが原因です。疲労が溜まり、イライラしたり、過度なストレスを感じたり、時間に余裕がなくなったりすると、痙攣を引き起こしてしまいます。頭に血が上り、体の緊張が顔面部（特に目）に現れるのです。

ツボはここ！

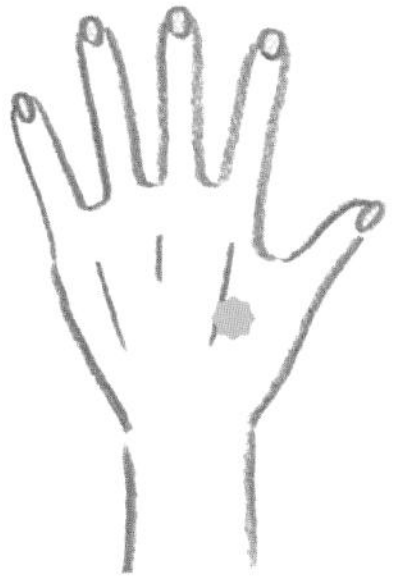

（ ツボゆらし 2 ）

合谷（ごうこく）は四総穴の一つで、顔面や目の治療に用いる。医学古典にも目の疾患にいいと書かれている。全身疲労にも◎。

（ ツボのとり方 ）

親指と人差し指の骨が交わるところから少しだけ人差し指側に上がったところのくぼみ。押すとツーンと痛い部分。親指で刺激する。

（ HOW TO ）

1

ツボの位置に
親指をあてる。

2

人差し指側の
骨に向かって
押しながらゆらす。
反対側も同様に行う。

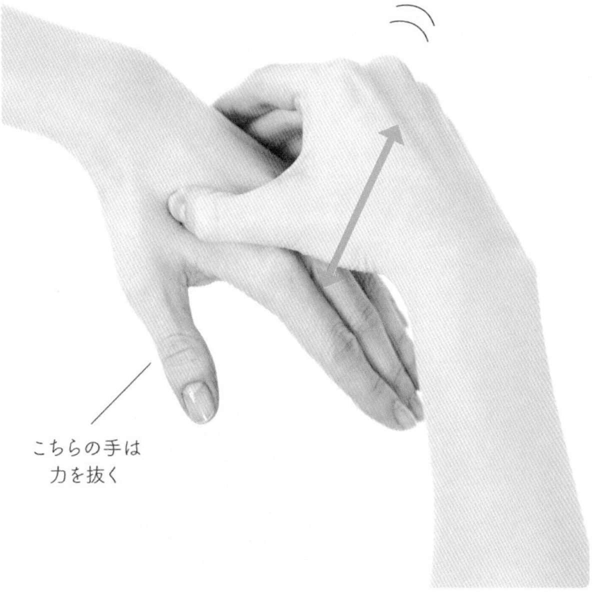

胃腸のはり・ガスが溜まる

お腹がはりやすく、常に ゲップやオナラを出したくなります。

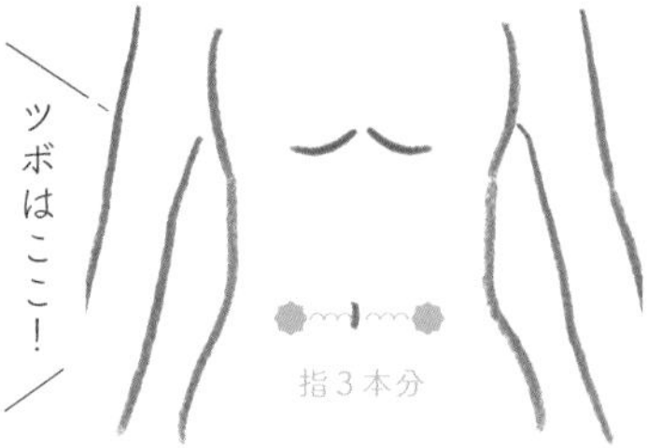

(ツボゆらし1)

天枢（てんすう）は便秘解消にも使うツボ。腸を刺激して便通をよくし、腸内に溜まったガスを排出する。便秘の圧痛点でもある。

(ツボのとり方)

おへそから左右に指3本分外側。中指で刺激する。

(HOW TO)

1

ツボの位置に中指をあてて脇腹をつまむ。

2

心地よいスピードで円を描くように10秒ゆらす。

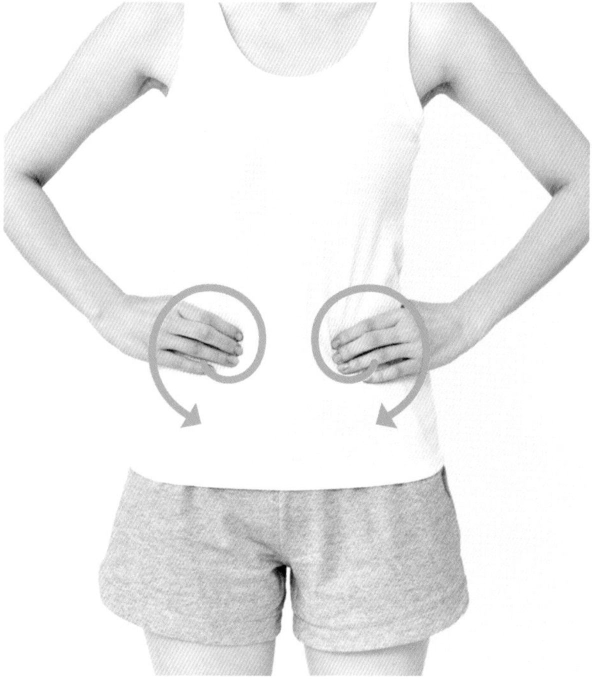

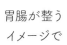

胃腸が整う
イメージで

緊張こわばりさん　熱こもりさん　胃腸虚弱さん　酸欠さん　代謝弱まりさん

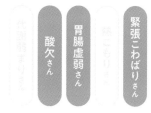

大量の空気をのみ込むこと（呑気症）により、胃や腸にガスが溜まってしまいます。緊張が強いときに、本来であれば肺に行くはずの空気が胃や腸へと流れてしまうことがあります。

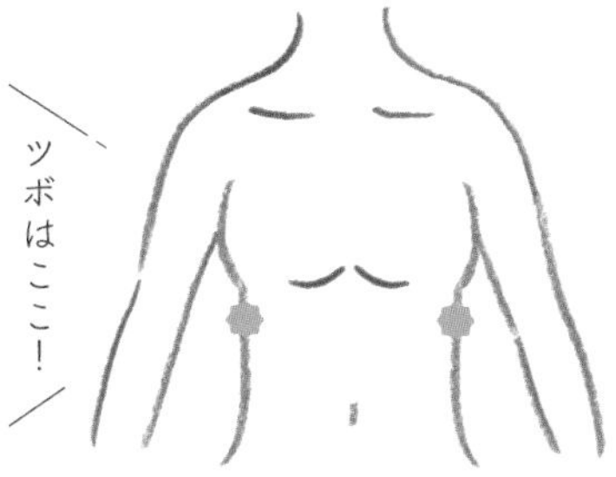

（ ツボゆらし2 ）

章門（しょうもん）は肺に関係するツボだが、消化器系の不調にも使われる。気の流れをスムーズにし、ガスを発散してくれる。

（ ツボのとり方 ）

肘を曲げて脇を閉じたときに、肘の先端が当たるところ。手の付け根で刺激する。

（ HOW TO ）

1

ツボの位置に
手の付け根をあてる。

2

心地よいスピードで
円を描くように
10秒ゆらす。

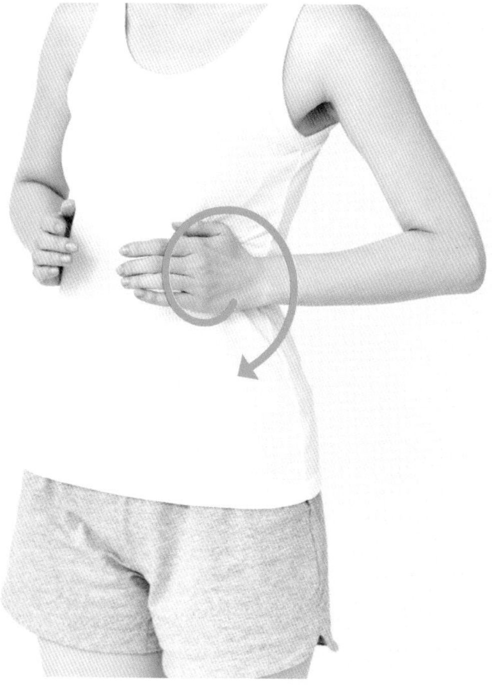

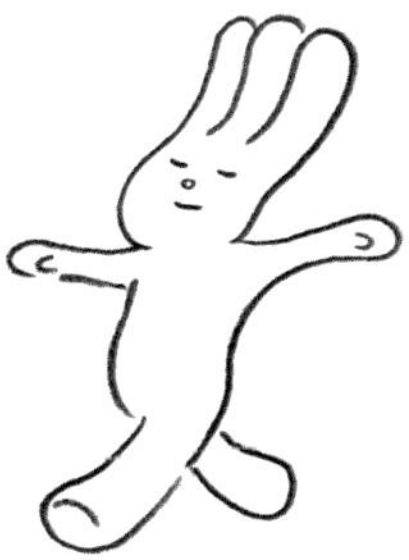

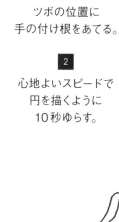

喉の詰まり感・長引く咳

常に喉が詰まっているような感覚があります。ひどいときは喉がヒリヒリして痛いです。

ツボはここ！

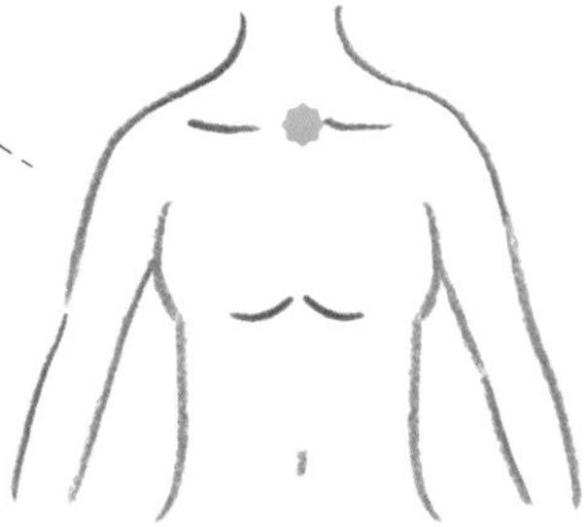

(ツボゆらし1)

天突（てんとつ）は鎖骨の中心にあるツボ。乾いた咳や喉のイガイガなど気管支の不調に用いられる。お灸も効果的。

(ツボのとり方)

左右の鎖骨を結んだ中央のくぼみ。中指で刺激する。

(HOW TO)

1

ツボの位置に
中指をあてる。

2

心地よいスピードで
上下に10秒ゆらす。

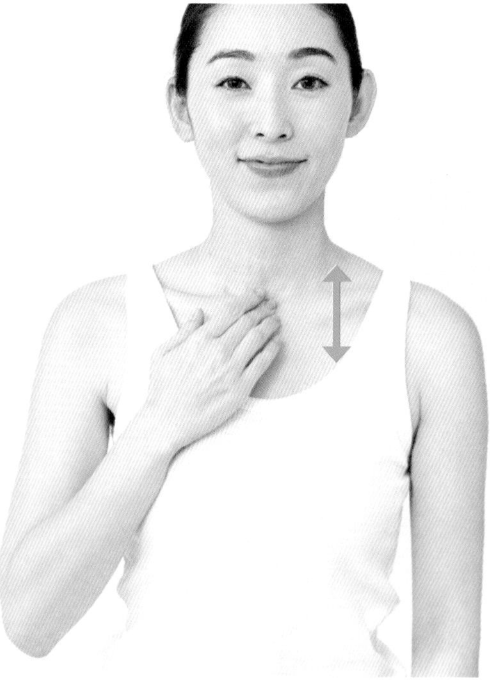

熱こもりさん

酸欠さん

喉の詰まりは、長引く咳や呼吸器系の弱りが原因です。呼吸器系とは鼻、喉、気管支、肺などのことをいいます。この中でも、肺につながる経絡への刺激が喉を整えるためには効果的で、すばやく症状をやわらげることができます。

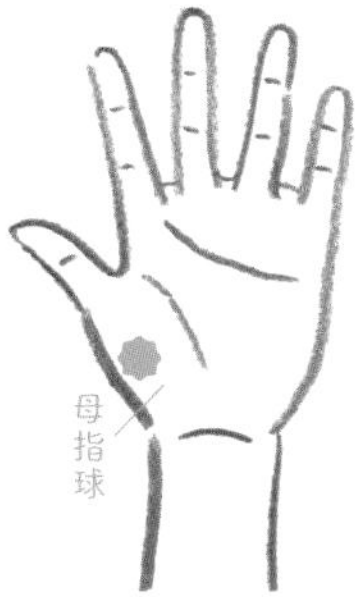

（ ツボゆらし2 ）

魚際（ぎょさい）は肺にかかわるツボ。喉や鼻の不調に効果的で、風邪による咳がひどいときにもオススメ。喉の熱っぽさも取り払う。

（ ツボのとり方 ）

手のひらを上にして親指の母指球の中央、骨ぎわ。手のひらと甲の境目の周辺。親指で刺激する。

（ HOW TO ）

1

ツボの位置に
親指をあてる。

2

心地よいスピードで
ツボを押している手を
前後に10秒ゆらす。
反対側も同様に。

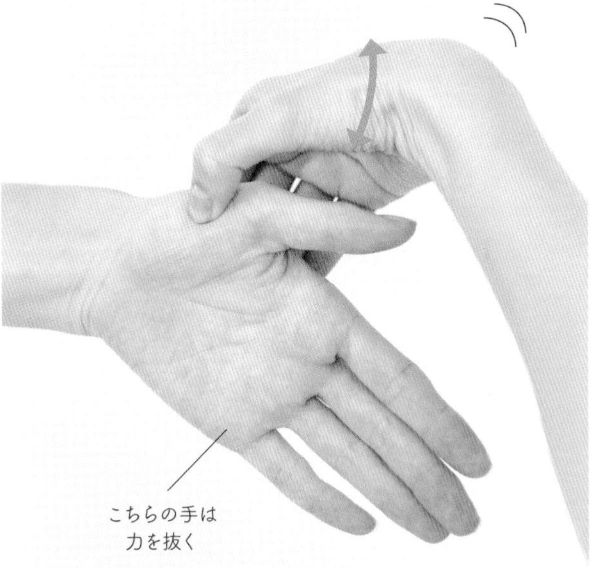

喉のヒリヒリを
落ちつかせる
イメージで

五臓六腑の弱りが原因

痛みや不快感が出る不調

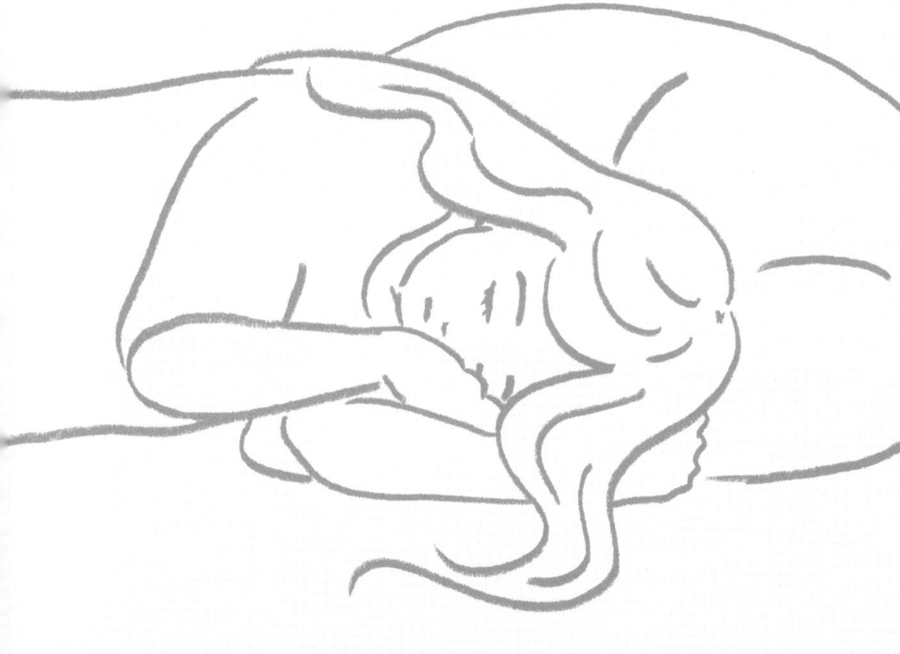

東洋医学ではエネルギーや血が不足すると、
体が弱ってしまうといわれています。
体が弱っているということは、五臓六腑も
弱っているということ。そして五臓六腑が弱ると
痛みや不快感として現れるのです。
しかもその痛みは、肝臓が弱ると右肩が、胃が弱ると
背中が痛くなるというように、内臓自体ではなく
関連する体の部位に痛みとして現れることもあります。
ツボゆらしは経絡を介して五臓六腑の状態を
整えることに役立ちます。
このパートでお伝えする対処法を行えば
弱っていた五臓六腑の状態が整い、
痛みや不快感からも解放されます。

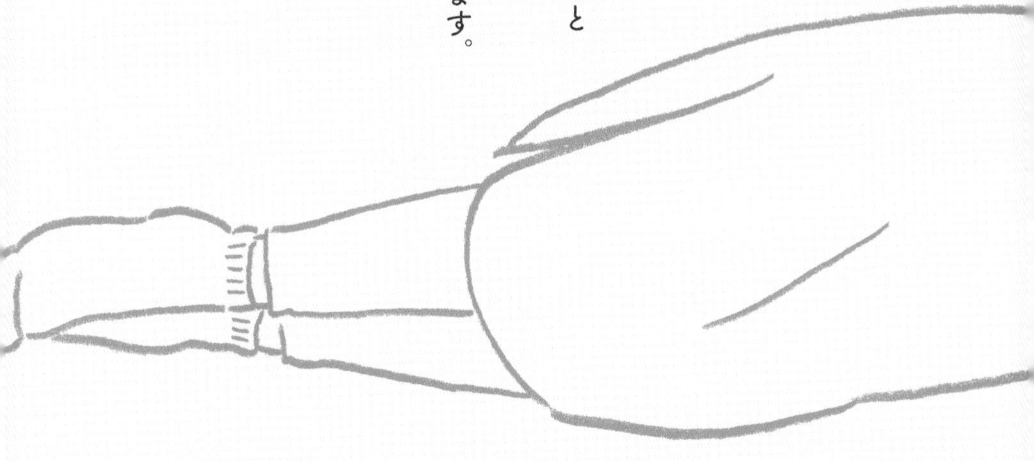

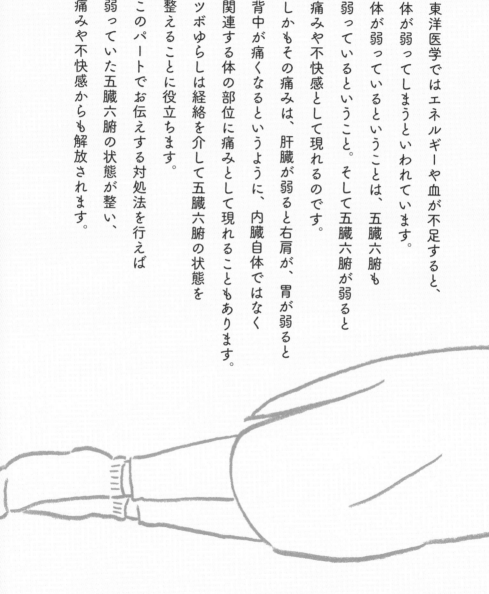

毎日頭が重いです。いつも緊張感がとれずリラックスできません。

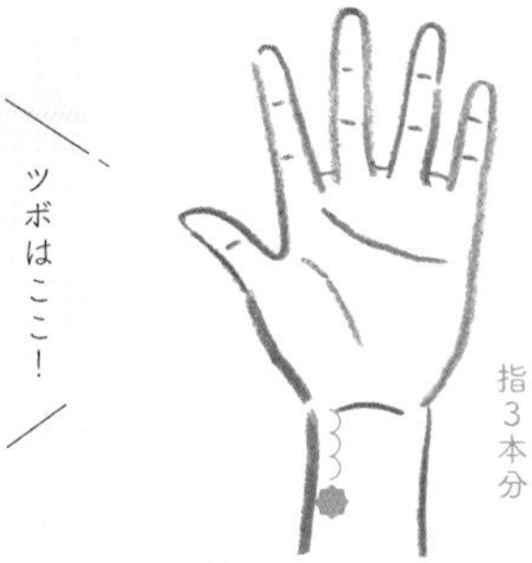

（ ツボゆらし1 ）

列缺（れっけつ）は肺とかかわりのあるツボ。頭痛や頭重感といった頭部と頸部の不調やコリの緩和によく使われる。

（ ツボのとり方 ）

手首のしわの親指側から指幅３本分のところにある骨のきわ。親指で刺激する。

（ HOW TO ）

1

ツボの位置に親指をあてる。

2

心地よいスピードで押さえたほうの手を前後に10秒ゆらす。反対側も同様に。

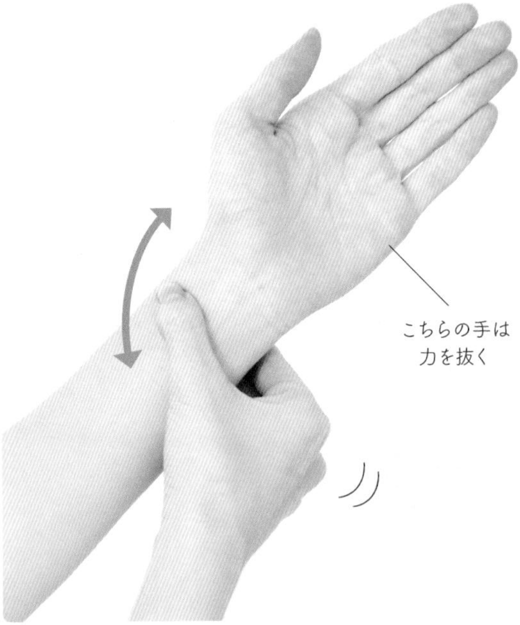

緊張こわばりさん
熱こもりさん
胃腸虚弱さん
酸欠さん
代謝弱まりさん

緊張型の頭痛は首や肩のコリ、脳疲労による酸欠や血行不良、眼精疲労が原因で起こります。エネルギーと血が頭部へ巡らず、頭皮が硬くなることで頭痛が起きたり、頭が重く感じたりすることがあります。

ツボはここ！

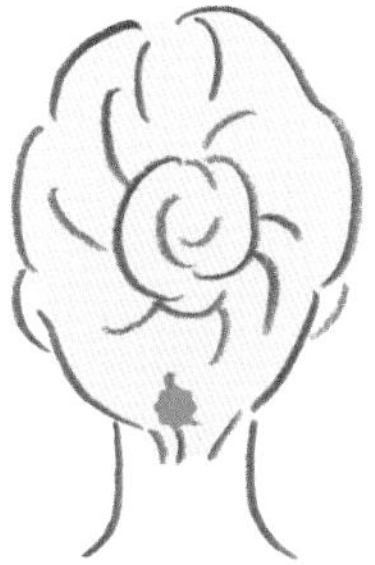

（ ツボゆらし2 ）

風府（ふうふ）は「脳の玄関」ともいわれるツボ。刺激することで頭部や脳への血流が促される。風邪の予防にもなる。

（ ツボのとり方 ）

髪の生えぎわにあり、後頭部と首の間にあるくぼみ。3本指で刺激する。

（ HOW TO ）

1
ツボの位置に中指をあて、人差し指、薬指を添える。

2
心地よいスピードで上下に10秒ゆらす。

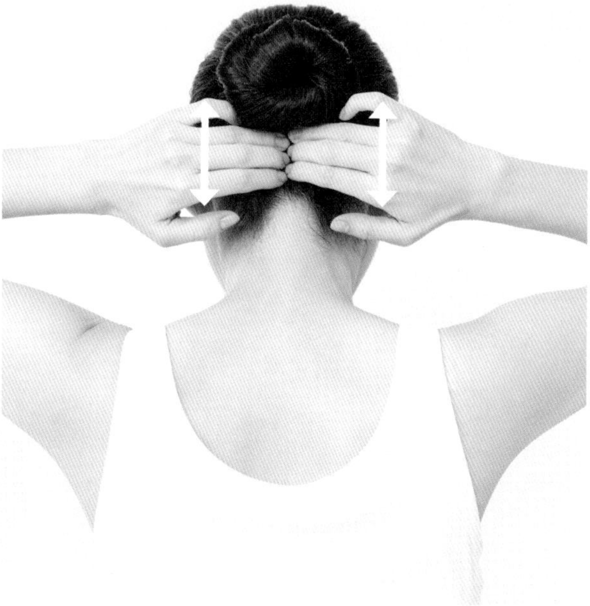

脳に血が巡るイメージで

雨の日や低気圧になると偏頭痛がひどいです。目の奥がズキンズキンと痛みます。

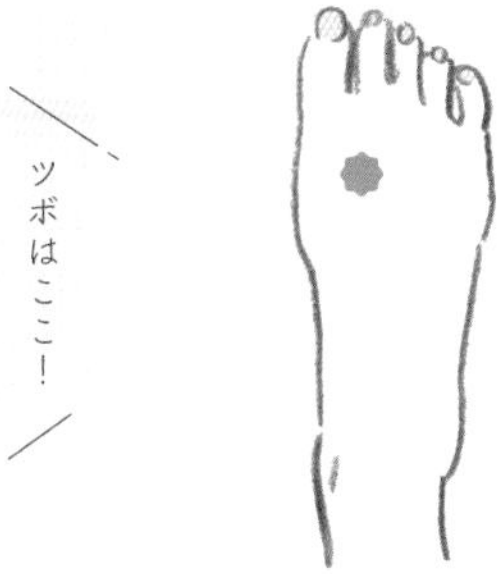

（ ツボゆらし ）

太衝（たいしょう）は肝経のツボ。肝経は目の奥へ走っている経絡で、偏頭痛の中でも目の奥が痛むものは肝経に原因があることが多い。

（ ツボのとり方 ）

足の親指と人差し指の骨がぶつかるところの下のくぼみ。親指で刺激する。

（ HOW TO ）

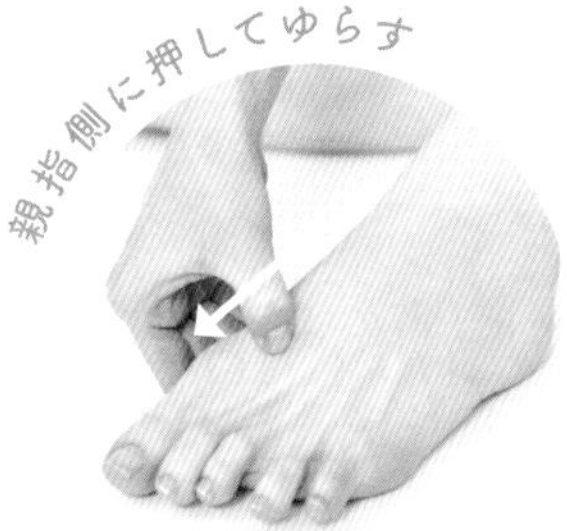

1

ツボの位置に足と反対の手の親指をあてる。

2

親指側に向かって押しながら10秒ゆらす。痛い方と同じ側だけでOK。

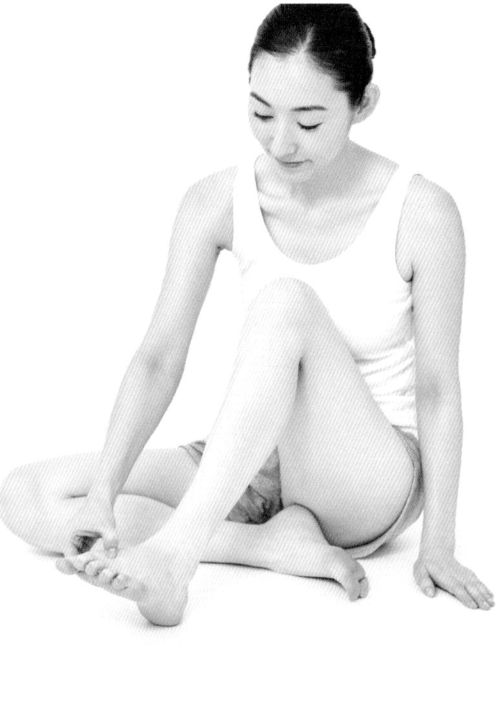

緊張こわばりさん
熱こもりさん
胃腸虚弱さん
酸欠さん
代謝弱まりさん

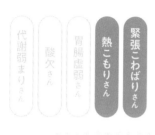

雨や低気圧で不調が出るのは、外気の変化（気圧の変化、季節の変わり目）に体がついていけていないことが大きな原因になっています。さらに、目の奥が痛む偏頭痛は、肝につながる経絡の流れが悪くなっていることも考えられます。

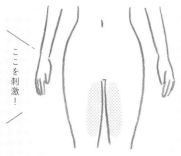

（ 内ももゆらし ）

内ももには血とかかわりが深い肝経が通っている。偏頭痛もちの人は血行不良が起きていることが多く、内ももがゆるむと痛みがやわらぐ。また、子宮にも血液が巡るため、婦人科系の不調にも効果的。

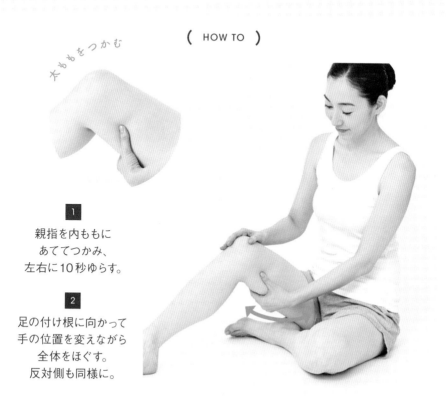

（ HOW TO ）

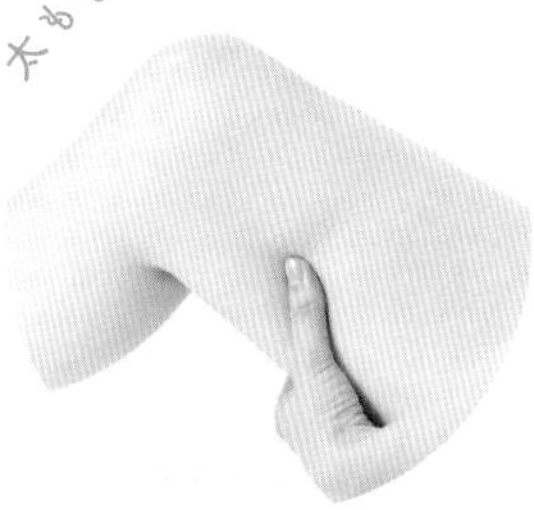

1
親指を内ももにあててつかみ、左右に10秒ゆらす。

2
足の付け根に向かって手の位置を変えながら全体をほぐす。反対側も同様に。

耳鳴り・耳の閉塞感

キーン、ピーと耳鳴りがします。ときどき耳が詰まったような不快感があり、聞こえづらいです。

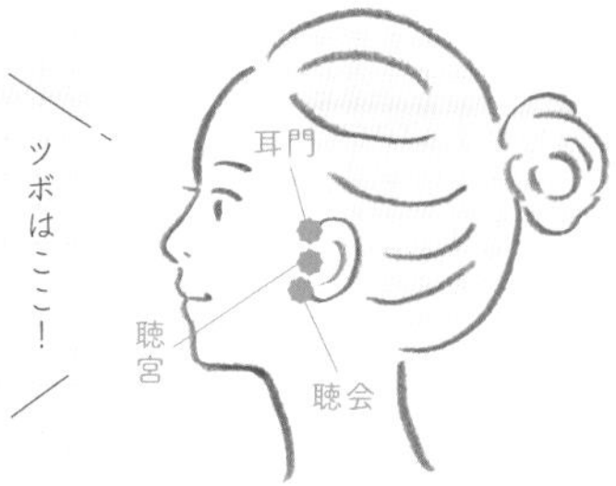

（　ツボゆらし　）

耳門（じもん）、聴宮（ちょうきゅう）、聴会（ちょうえ）は耳鳴りや難聴の特効穴。耳には神経だけでなく、経絡も多く走っている。

（　ツボのとり方　）

耳の穴上部の前にあるくぼみが耳門、その下に聴宮、聴会と並ぶ。3本指で刺激する。

（　HOW TO　）

1

耳門の位置に
薬指をあて、
中指、人差し指を添える。

2

心地よいスピードで
前後に10秒ゆらす。

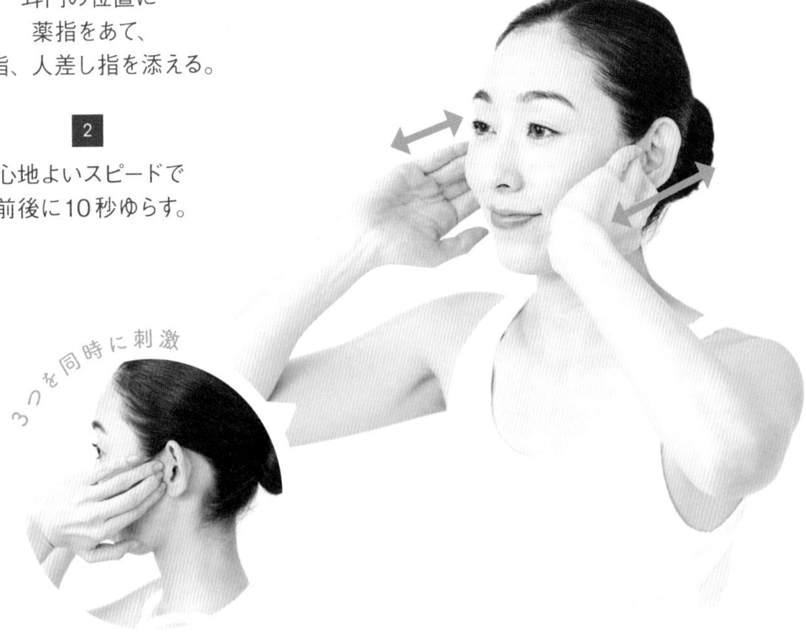

緊張こわばりさん
熱こもりさん
胃腸虚弱さん
酸欠さん
代謝弱まりさん

高音の耳鳴りは、緊張や疲労が引き金になっていることがほとんどです。さらに、耳まわりの血の巡りが低下すると、耳のむくみを引き起こすこともあります。むくみにより、耳詰まりが起き、耳の閉塞感などの不調が現れます。

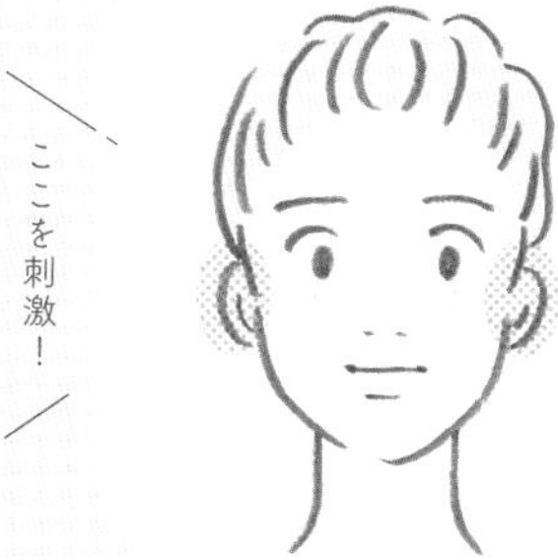

（ 耳引っぱりエクササイズ ）

耳をつかんで上、横、下に向かって引っぱるだけ。内耳が刺激されて、耳まわりの血流やリンパの流れがよくなる。気圧の変化によって起こっためまいや、鼻詰まりを改善する効果も期待できる。

（ HOW TO ）

1
耳を親指と
人差し指で挟む。

2
横、上、下に
それぞれ10秒ずつ
引っぱる。

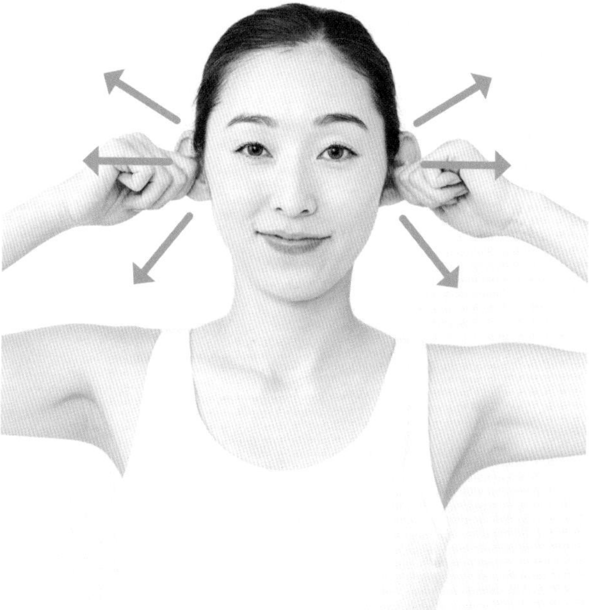

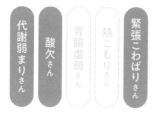

朝、気持ち悪さがあります。吐き気をもよおし、みぞおち周辺が痛くなることもあります。

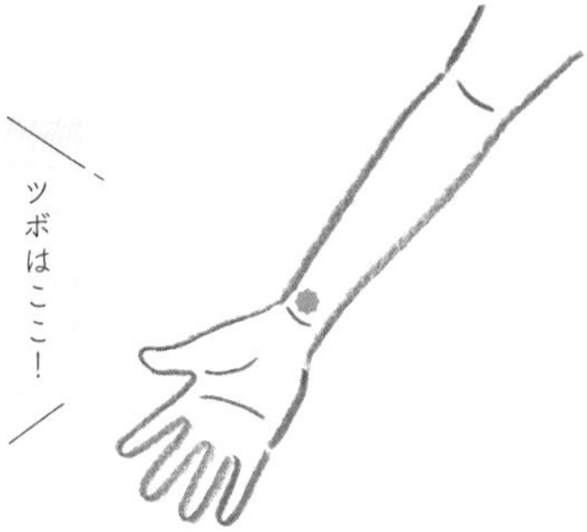

(ツボゆらし1)

内関（ないかん）が車酔いや吐き気を抑えるツボとして有名だが、それよりもやや手首寄りの骨ぎわをとるといい。

(ツボのとり方)

手首のしわから親指1本半分、肘側に進んだところ。 親指で刺激する。

(HOW TO)

1

ツボの位置に
親指をあてる。

2

心地よいスピードで
上下に10秒ゆらす。
反対側も同様に。

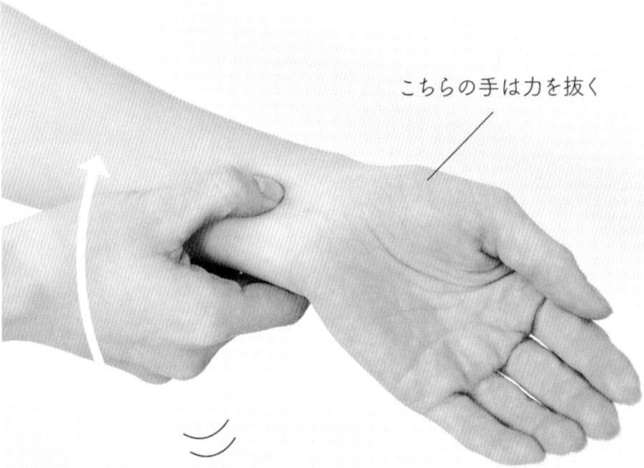

代謝弱まりさん　酸欠さん　胃腸虚弱さん　熱こもりさん　緊張こわばりさん

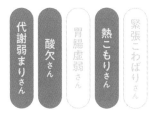

朝は、エネルギーの巡りが悪く代謝が回りません。特に影響を受けるのが、平衡感覚を担う三半規管です。巡りが悪いとうまく働かず、吐き気などの症状が出ます。巡りをよくして、エネルギーが全身に行き渡るようにする必要があります。

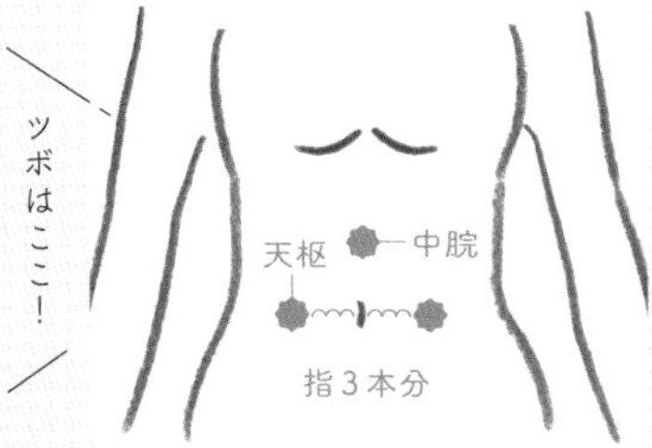

(ツボゆらし2)

中脘（ちゅうかん）と天枢（てんすう）は逆流性食道炎や吐き気、ゲップなど上に上がってくる症状に効果大。お灸をするのもいい。

(ツボのとり方)

中脘はみぞおちとおへその間。天枢はおへそから指3本分外側。さすって刺激する。

(HOW TO)

1

ツボを覆うように
手をあてる。

2

1か所につき10秒ずつ、
計3か所を
さすって温める。

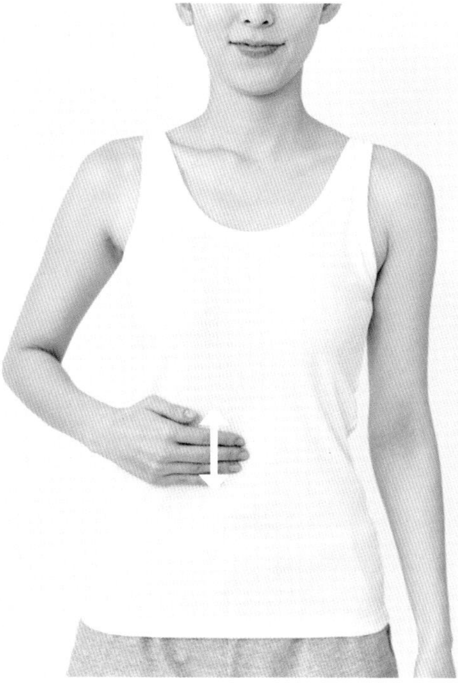

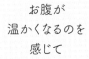

お腹が
温かくなるのを
感じて

食欲があまり出ません。一定量食べるとお腹がはって食事を受けつけません……。

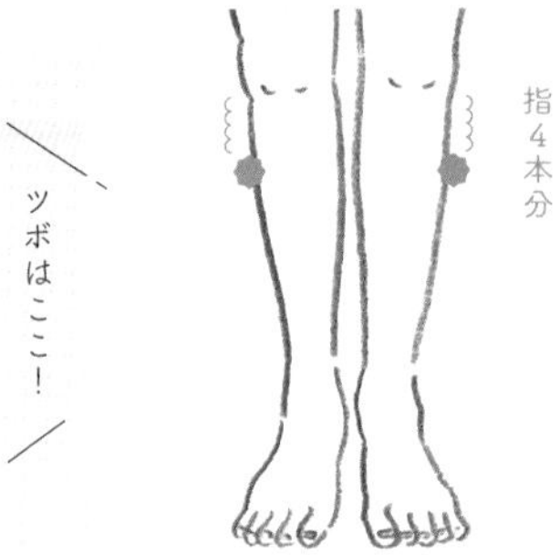

(ツボゆらし1)

足三里(あしさんり)は松尾芭蕉の『おくのほそ道』でも出てくる養生のツボ。毎日刺激すると胃の機能が高まる。

(ツボのとり方)

膝の皿の外側の下にあるくぼみから指4本分下のくぼみ。親指で刺激する。

(HOW TO)

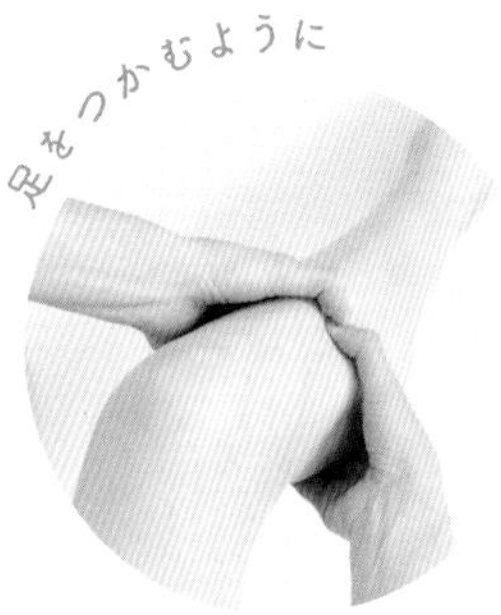

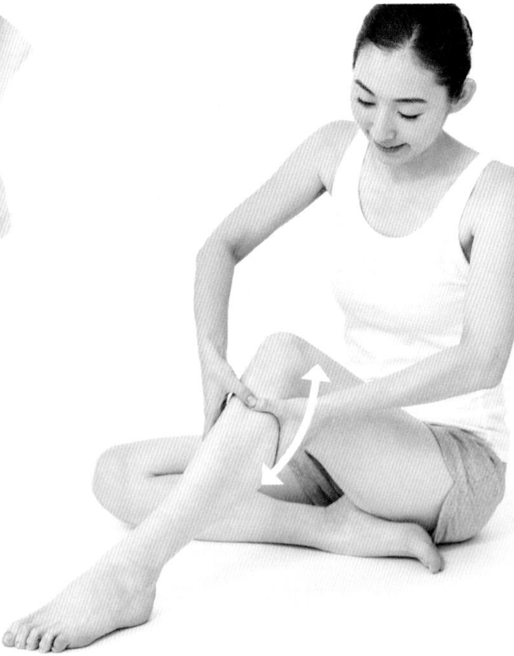

1

ツボの位置に
両手の親指をあてる。

2

心地よいスピードで
上下に10秒ゆらす。
反対側も同様に。

緊張こわばりさん　熱こもりさん　胃腸虚弱さん　酸欠さん　代謝弱まりさん

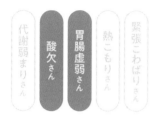

体にエネルギーが満ちあふれていないと、食欲は湧いてきません。疲労や緊張によって、エネルギーの巡りが悪くなり、筋肉や血管が縮まることで、喉の閉塞感が出たり、胃の働きが落ちたりして食事を受けつけなくなってしまいます。

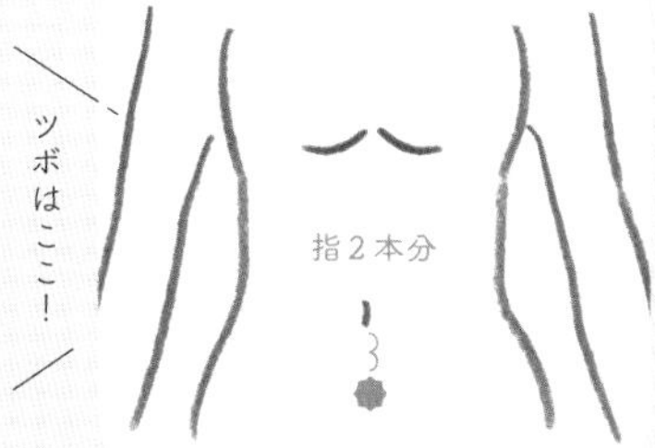

(ツボゆらし 2)

気海（きかい）は名前の通り、刺激することで元気が湧き出るツボ。お灸やカイロ、湯たんぽなどで温めるのもオススメ。

(ツボのとり方)

おへそから指２本分真下。３本指で刺激する。

(HOW TO)

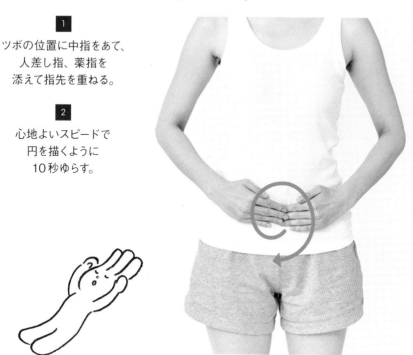

1

ツボの位置に中指をあて、人差し指、薬指を添えて指先を重ねる。

2

心地よいスピードで円を描くように10秒ゆらす。

生理前になると気分が落ち込み、イライラすることもあります。生理痛も昔から重いです。

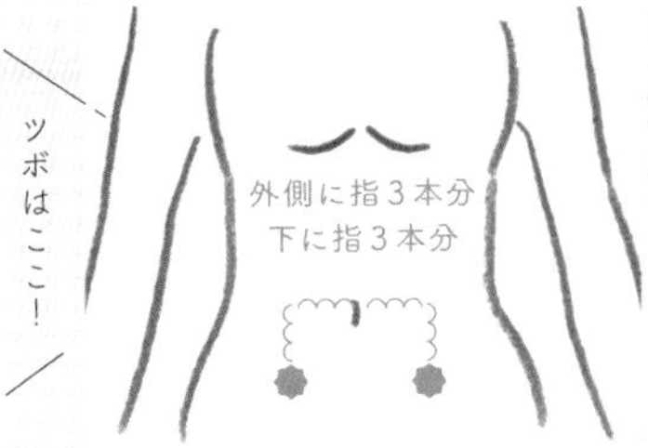

(ツボゆらし1)

大巨（だいこ）は胃と関係の深いツボで、生理や生殖器のトラブル、便秘に効く。血の巡りが悪い人は圧痛があることも。

(ツボのとり方)

おへそから指３本分外側へ行き、そこから指３本分真下。

(HOW TO)

1
お腹をつかむようにして、
ツボの位置に
中指をあててつまむ。

2
心地よいスピードで
円を描くように
10秒ゆらす。

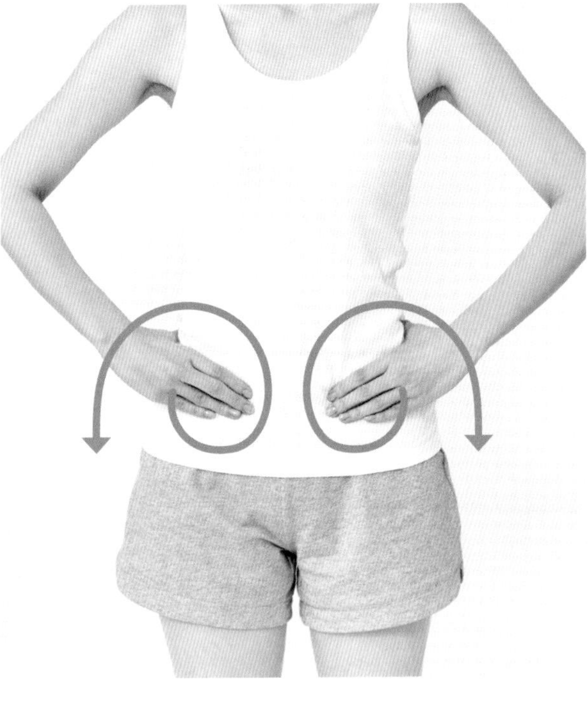

血が体を
巡るような
イメージで

緊張こわばりさん　熱こもりさん　胃腸虚弱さん　酸欠さん　代謝弱まりさん

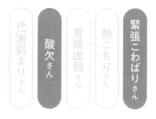

ホルモンの変化により、体のバランスが崩れ、情緒不安定になるなどのPMSが起きます。さらに、ストレスやイライラで体が緊張すると、子宮への血の巡りも悪くなり、生理痛が重くなってしまいます。

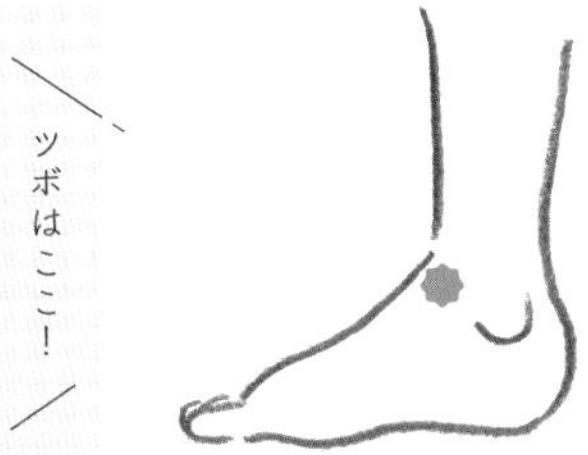

（ ツボゆらし2 ）

中封（ちゅうほう）は肝とかかわるツボ。生理前、生理中は肝の高ぶりによって症状が現れるとされ、ここを刺激すると肝が整い症状が楽に。

（ ツボのとり方 ）

内くるぶしの前にあるへこみ。足首を立てるとわかりやすい。親指で刺激する。

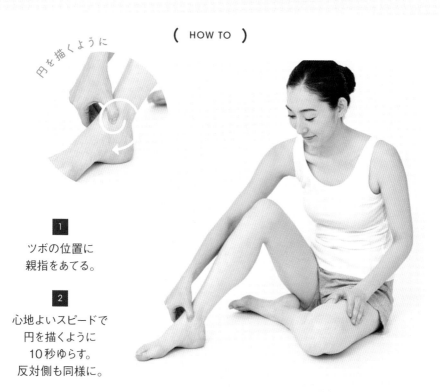

（ HOW TO ）

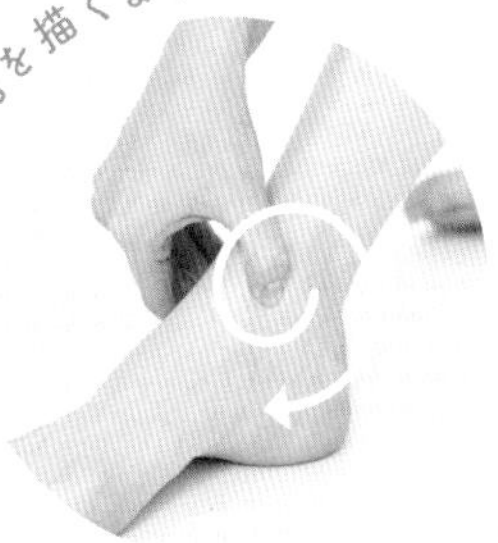

1

ツボの位置に
親指をあてる。

2

心地よいスピードで
円を描くように
10秒ゆらす。
反対側も同様に。

最近、胃痛があります。食欲不振や胸焼けをともなうことも多いです。

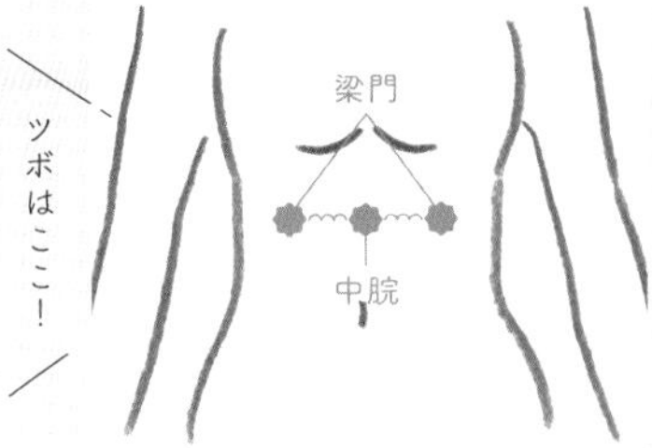

(ツボゆらし)

中脘（ちゅうかん）、梁門（りょうもん）は胃痛や胃もたれに対して即効性がある特効穴。お灸で温めるのもよい。

(ツボのとり方)

中脘はみぞおちとおへその真ん中。梁門はそこから指３本分外側。３本指で刺激する。

(HOW TO)

1

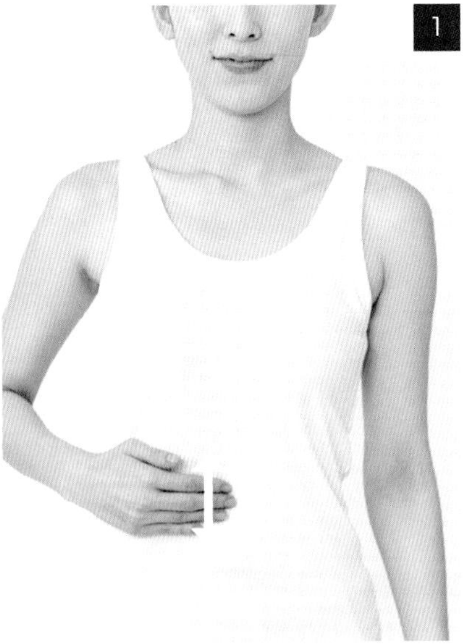

中脘の位置に中指をあて、
３本指の腹で上下に10秒さする。

2

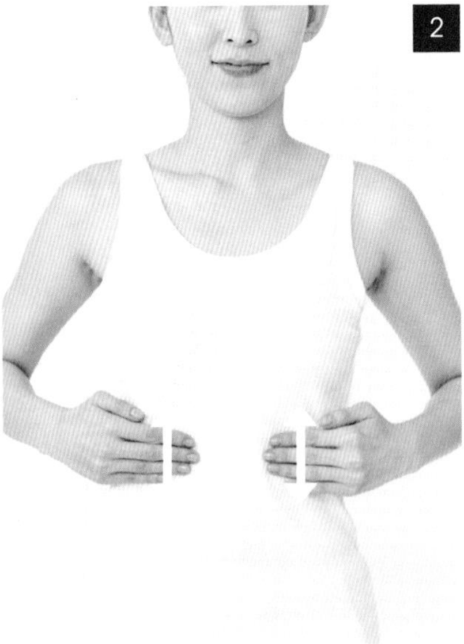

左右の梁門の位置に
中指をあて、
３本指の腹で上下に10秒さする。

緊張こわばりさん　熱こもりさん　胃腸虚弱さん　酸欠さん　代謝弱まりさん

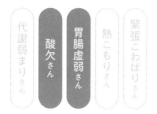

胃痛や胸焼け、その原因となる逆流性食道炎は体が緊張しやすい人にみられます。緊張は、胃の上部にある横隔膜を硬くさせ、胃の働きに影響を与えます。さらに、食べたものが逆流する引き金にもなります。

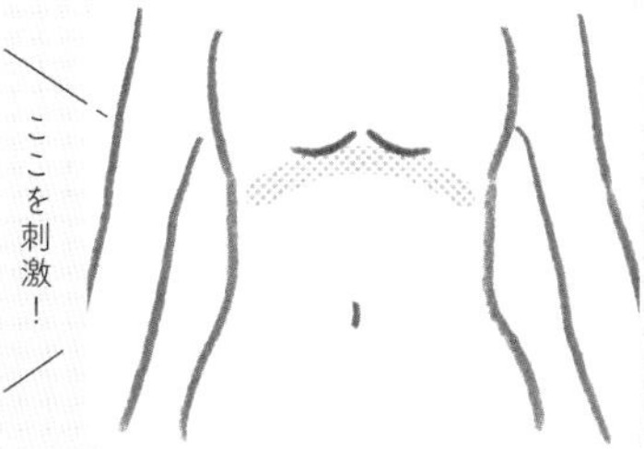

(横隔膜ストレッチ)

横隔膜は胃と肝臓の上にあり、肺の下にある薄い筋肉（膜）。ここが硬いと逆流性食道炎や胃痛を引き起こす原因に。横隔膜がゆるむことで胃の働きがよくなると共に、肺が動くスペースが生まれて呼吸も深まる。

(HOW TO)

1

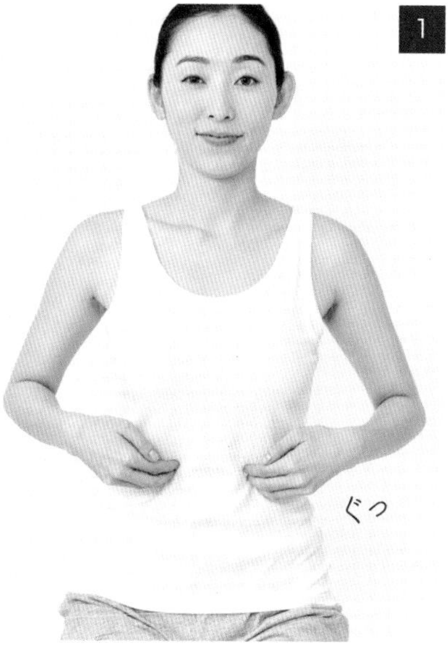

肋骨の下部に
指4本を差し込む。

2

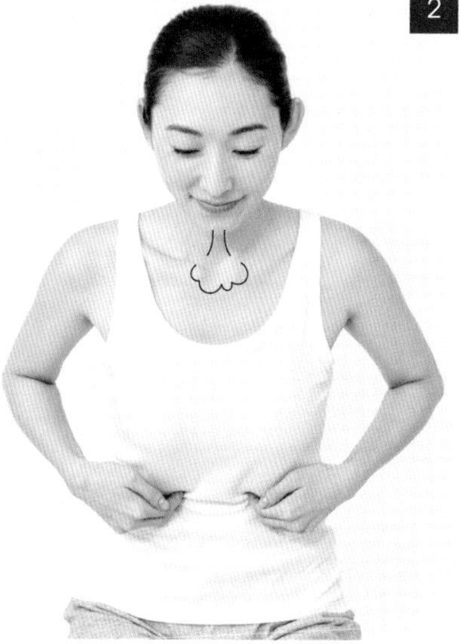

息を吐きながら上半身を前に倒し、
吸って元に戻る。10回繰り返す。

よく便秘になり下剤に頼っています。残便感があり、スッキリしません。

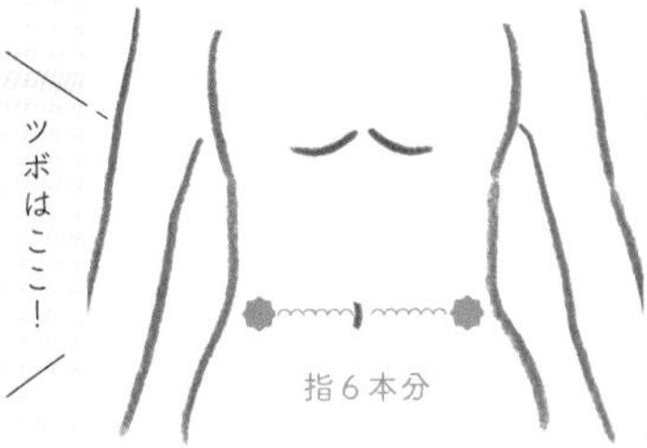

(ツボゆらし1)

大横（だいおう）は脾経のツボで、腸の曲がり角にある。便が溜まりやすいところなので、刺激することで便通が促される。

(ツボのとり方)

おへそから指6本分外側。中指で刺激する。

(HOW TO)

1

ツボの位置に
中指をあててつまむ。
しっかり押し込んでOK。

2

円を描くようにして
10秒ゆらす。

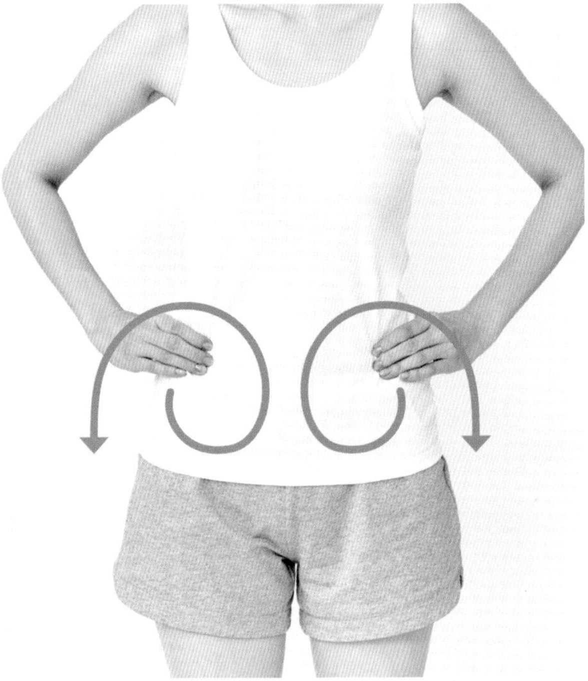

大腸に
溜まったものを
流すイメージで

緊張こわばりさん
熱こもりさん
胃腸虚弱さん
酸欠さん
代謝弱まりさん

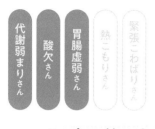

腸を動かすエネルギーがなかったり、緊張したりすることで腸の動きが悪くなり便秘となります。さらに、体に炎症があり、余分な熱があると便がコロコロ（熱で乾燥）し、排泄しにくくなってしまいます。

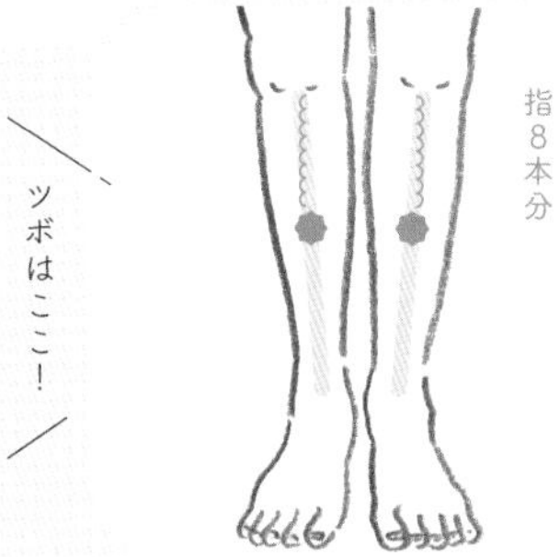

（ ツボゆらし2 ）

上巨虚（じょうこっきょ）は大腸の下合穴といわれるツボ。便秘の反応点で、大腸に何かしらの病変が出たときに用いられる。

（ ツボのとり方 ）

膝の皿の下のくぼみから指8本分真下。くぼみと足首の真ん中を結んだ線上。親指で刺激する。

（ HOW TO ）

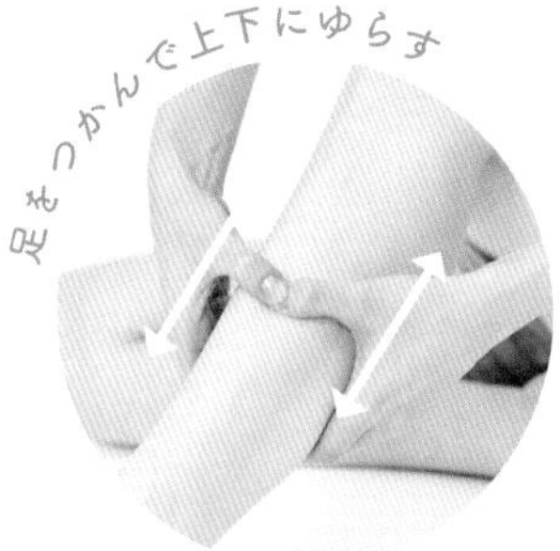

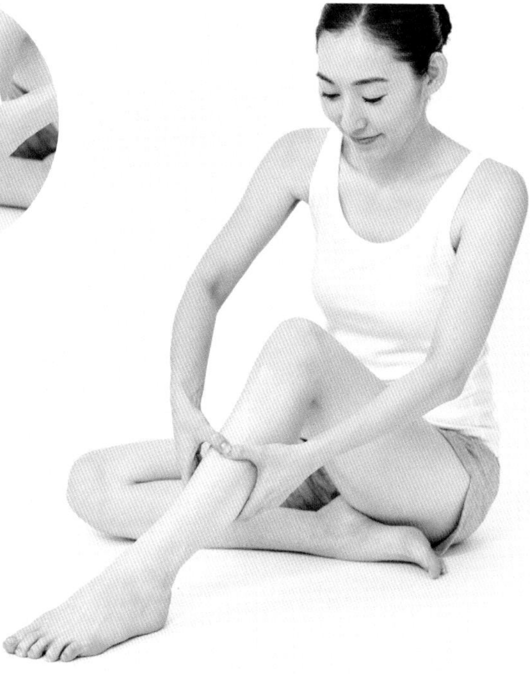

1

ツボの位置に両手の親指をあてる。

2

心地よいスピードで上下に10秒ゆらす。反対側も同様に。

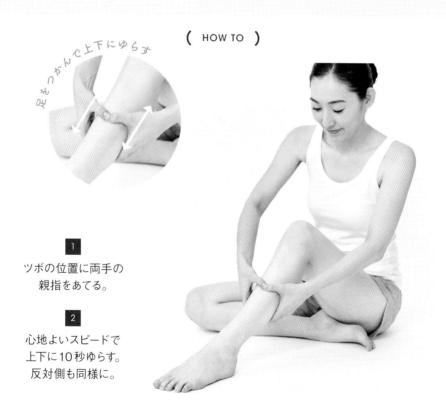

足元がキンキンに冷えて、寝つけないこともあります。四六時中、足先が冷たいです。

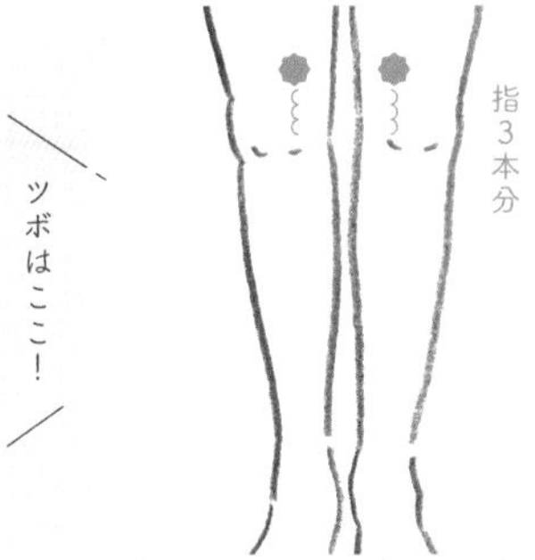

（ ツボゆらし1 ）

血海（けっかい）は名前の通り血が集まるツボ。血を巡らせて冷えを改善する。お灸で温めるのも効果的。

（ ツボのとり方 ）

膝のお皿の上、少し内側から指3本分上。親指で刺激する。

（ HOW TO ）

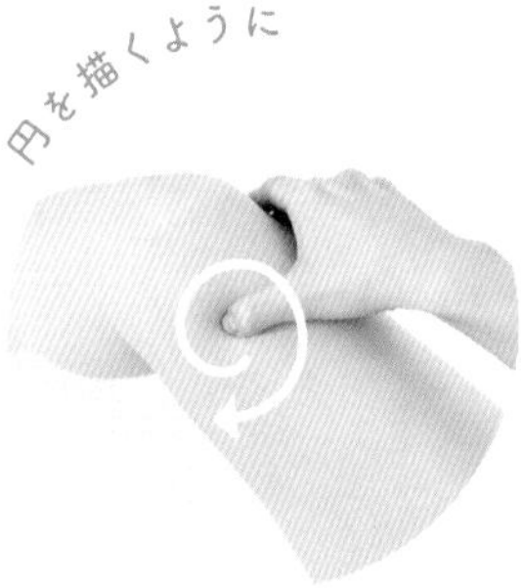

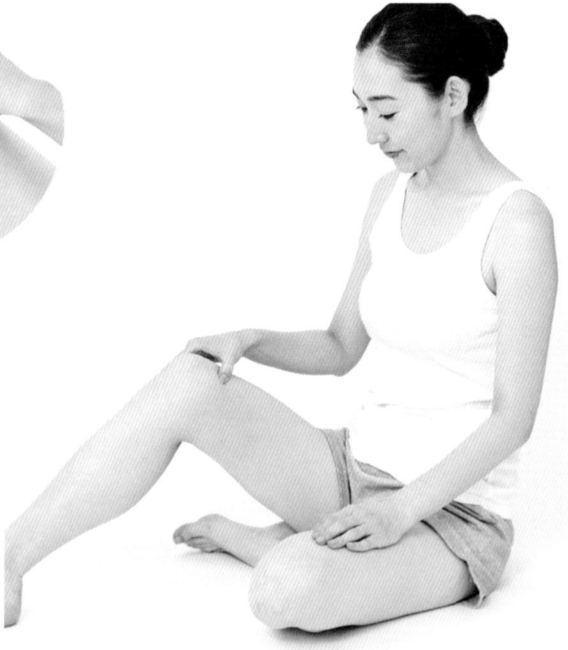

1

ツボの位置に足と同じ側の親指をあてる。

2

円を描くようにして10秒ゆらす。反対側も同様に。

緊張こわばりさん
熱こもりさん
胃腸虚弱さん
酸欠さん
代謝弱まりさん

足先が冷たい原因は、代謝の弱まり、筋肉量の低下、血の巡りが停滞していることが挙げられます。健康の証である「頭寒足熱」の状態をつくるため、足に血流を送ったり、上半身の熱を下半身に下ろしたりすることが大切です。

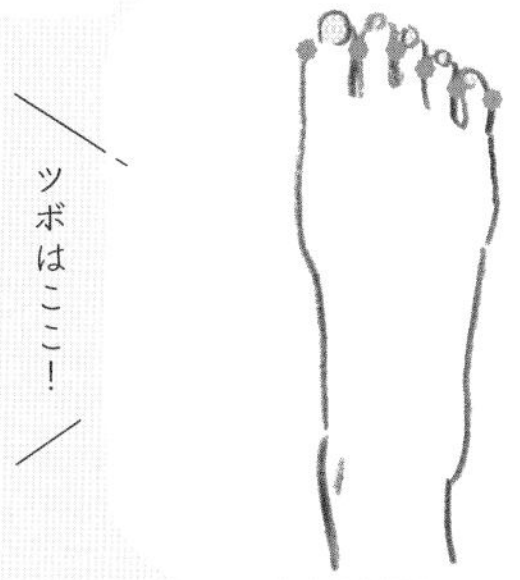

(ツボゆらし2)

足の井穴（せいけつ）も手（P41）と同様、足の爪を刺激することで末端まで血流を促す効果がある。冷えやすい人は日課にしても◎。

(ツボのとり方)

足の爪の生えぎわの両端。2本指で挟んで刺激する。

(HOW TO)

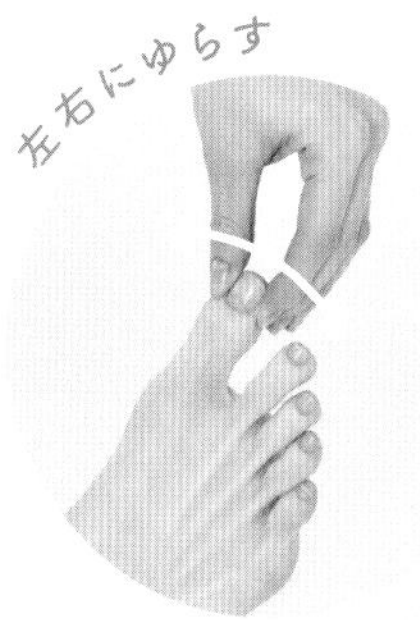

1

足の爪の生えぎわを
反対の手で
左右からつかむ。

2

3～5秒ゆらす。
全部の指に行う。
反対側も同様に。

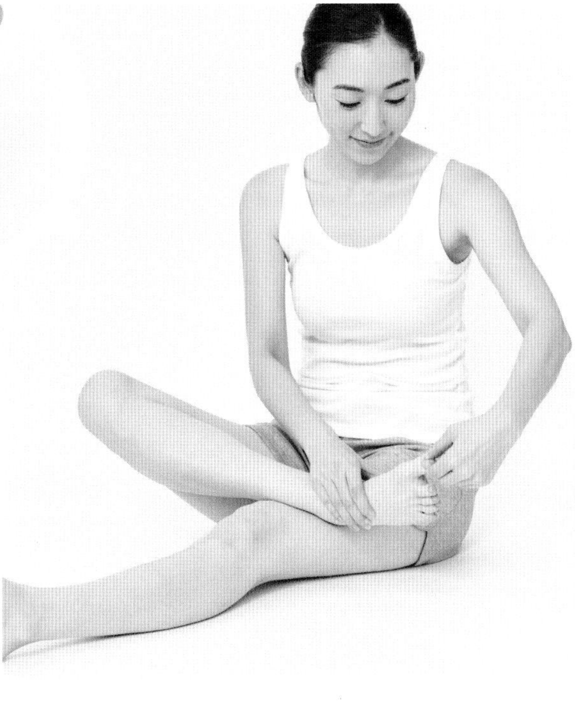

アレルギー性鼻炎・後鼻漏

鼻水が喉に流れて、痰がへばりつきます。喉に違和感があり、睡眠にも影響が出ています。

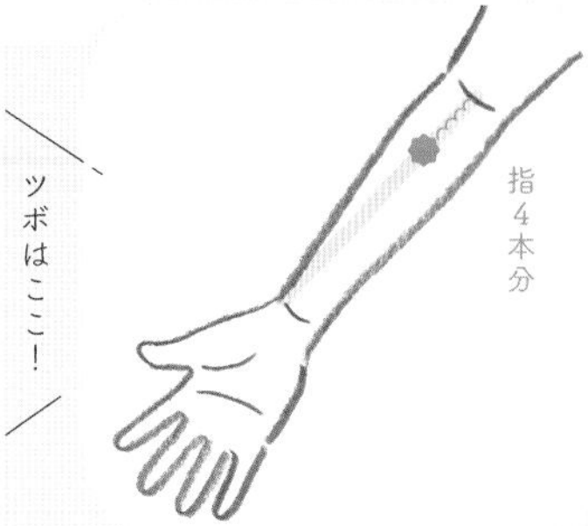

（ツボゆらし1）

孔最（こうさい）は肺と関係の深いツボで、鼻や喉につながるポイント。呼吸器系の働きを高める作用がある。

（ツボのとり方）

肘のしわ中央と手首のしわの親指側を結んだ線上。肘のしわから指4本分。親指で刺激する。

（HOW TO）

1

ツボの位置に反対の手の親指をあてる。

2

円を描くようにして10秒ゆらす。反対側も同様に。

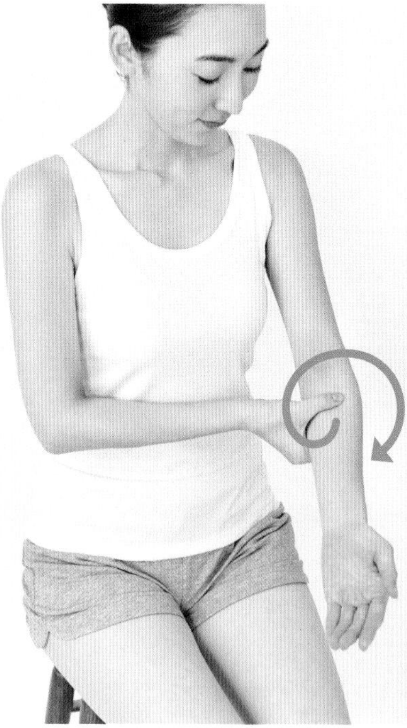

呼吸器の機能を高めるイメージで

緊張こわばりさん　熱こもりさん　胃腸虚弱さん　酸欠さん　代謝弱まりさん

鼻炎などでは、熱がこもり鼻水がドロドロの状態になります。また、緊張や血流不足で鼻水の流れるスピードが遅くなることもあります。これにより、通常でも約1ℓ分泌されている鼻水の量が増え、後鼻漏（鼻水が喉に流れる症状）が悪化します。

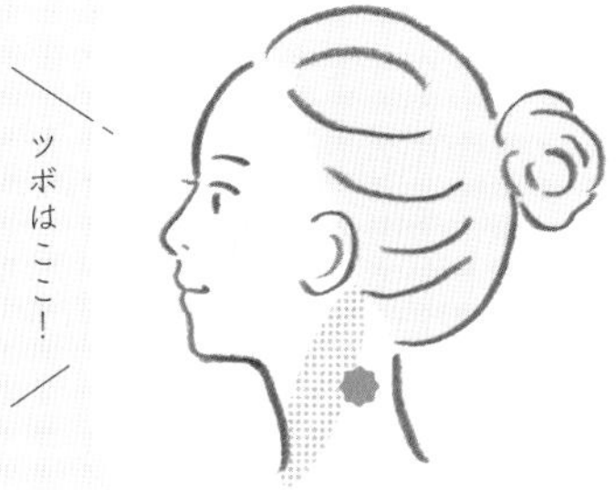

(ツボゆらし2)

天窓（てんそう）というツボ。「窓」は口や鼻、耳など空気が抜ける場所という意味。鼻の通りをよくし、喉の違和感をとる効果がある。

(ツボのとり方)

喉仏の高さから横に行き、胸鎖乳突筋をつまんだときの後ろ側が天窓にあたる。

(HOW TO)

1

親指と人差し指で
胸鎖乳突筋をつかむ。

2

心地よいスピードで
前後に10秒ゆらす。
反対側も同様に。

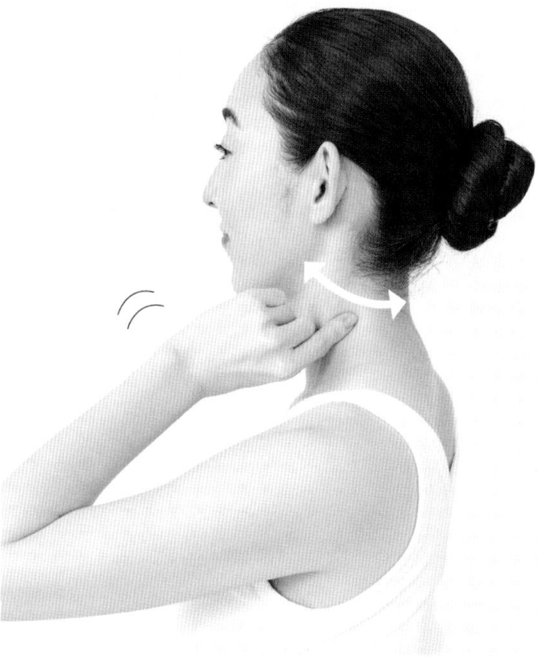

夜になると鼻が詰まって息が苦しいです。寝つきも悪くなっています。

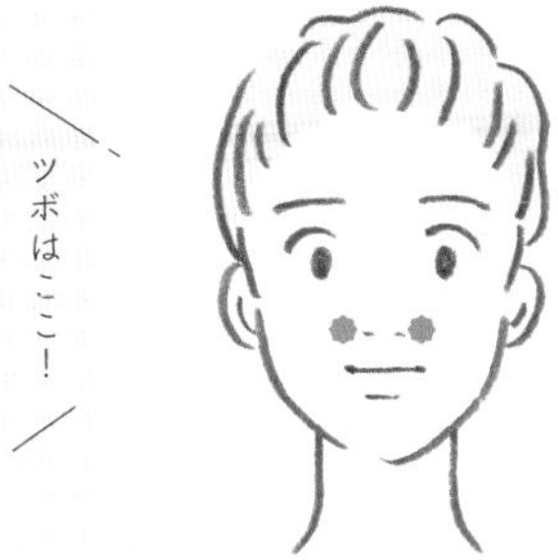

（ ツボゆらし ）

迎香（げいこう）は鼻の通りがよくなるツボ。鼻水や鼻づまりに効き、刺激するとすぐに鼻が通るくらい即効性がある。

（ ツボのとり方 ）

小鼻の横のくぼみ。人差し指で刺激する。強めに押してもOK。

（ HOW TO ）

1

ツボの位置に
人差し指をあてる。

2

心地よいスピードで
上下に10秒ゆらす。

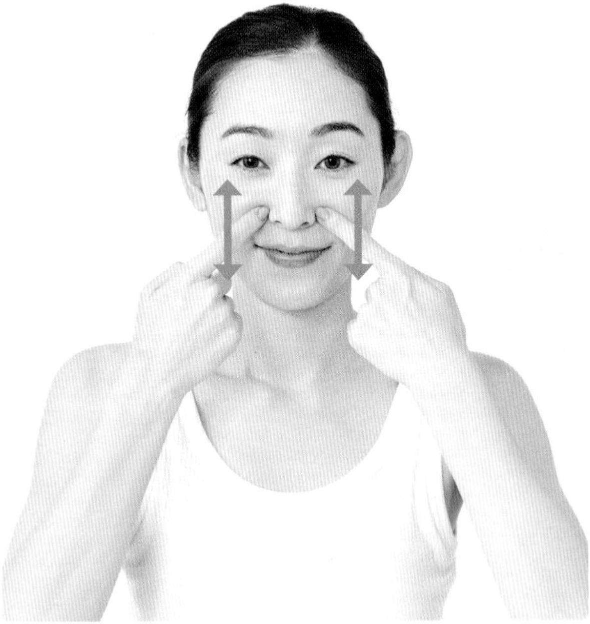

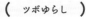

代謝弱まりさん　酸欠さん　胃腸虚弱さん　熱こもりさん　緊張こわばりさん

鼻は、耳とつながり、空気を逃がす役割も担っています。さらに、喉とも隣接しているため、喉の不調からも鼻詰まりが起こります。また前頭部や頬骨まわりが硬くなると、鼻の通りを悪くする（閉塞感の）要因となります。

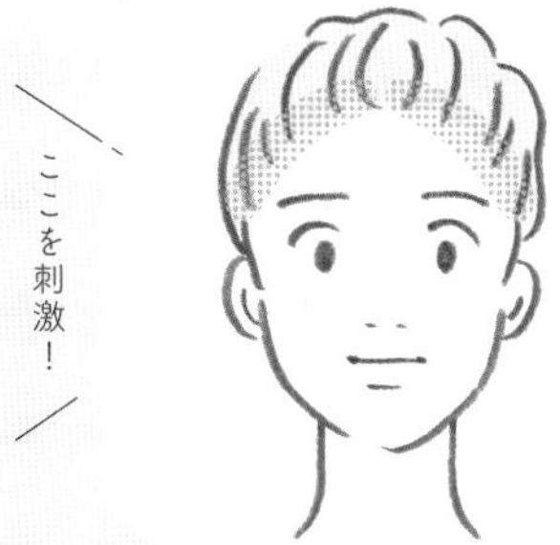

（ 前頭筋のマッサージ ）

髪の生えぎわの前頭筋には、鼻につながるツボがあり、鼻が詰まっているときはここが硬くなっていることが多い。この筋肉をもみほぐすことで血流を促すとともに、鼻詰まりを改善することができる。

（ HOW TO ）

1

髪の生えぎわに
4本指をあてる。

2

心地よいスピードで
前後にゆらしながら、
生えぎわに沿って
指の位置を変える。
前頭全体を10秒ゆらす。

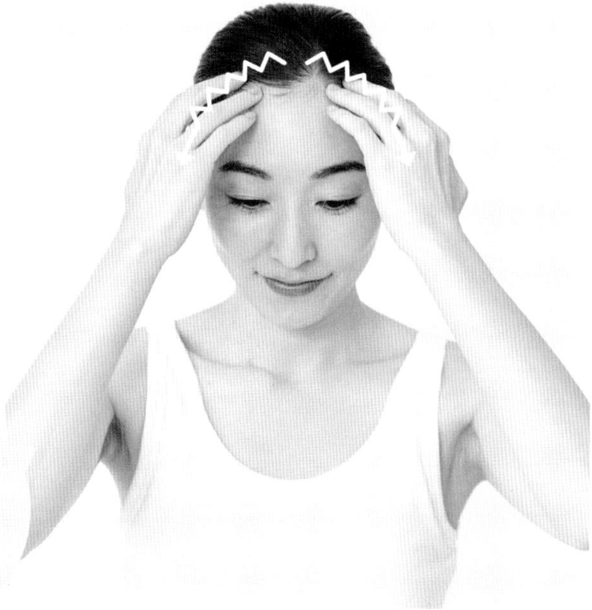

呼吸しながら
鼻が通る
イメージで

外側の世界が影響する

突発的に起きる不調

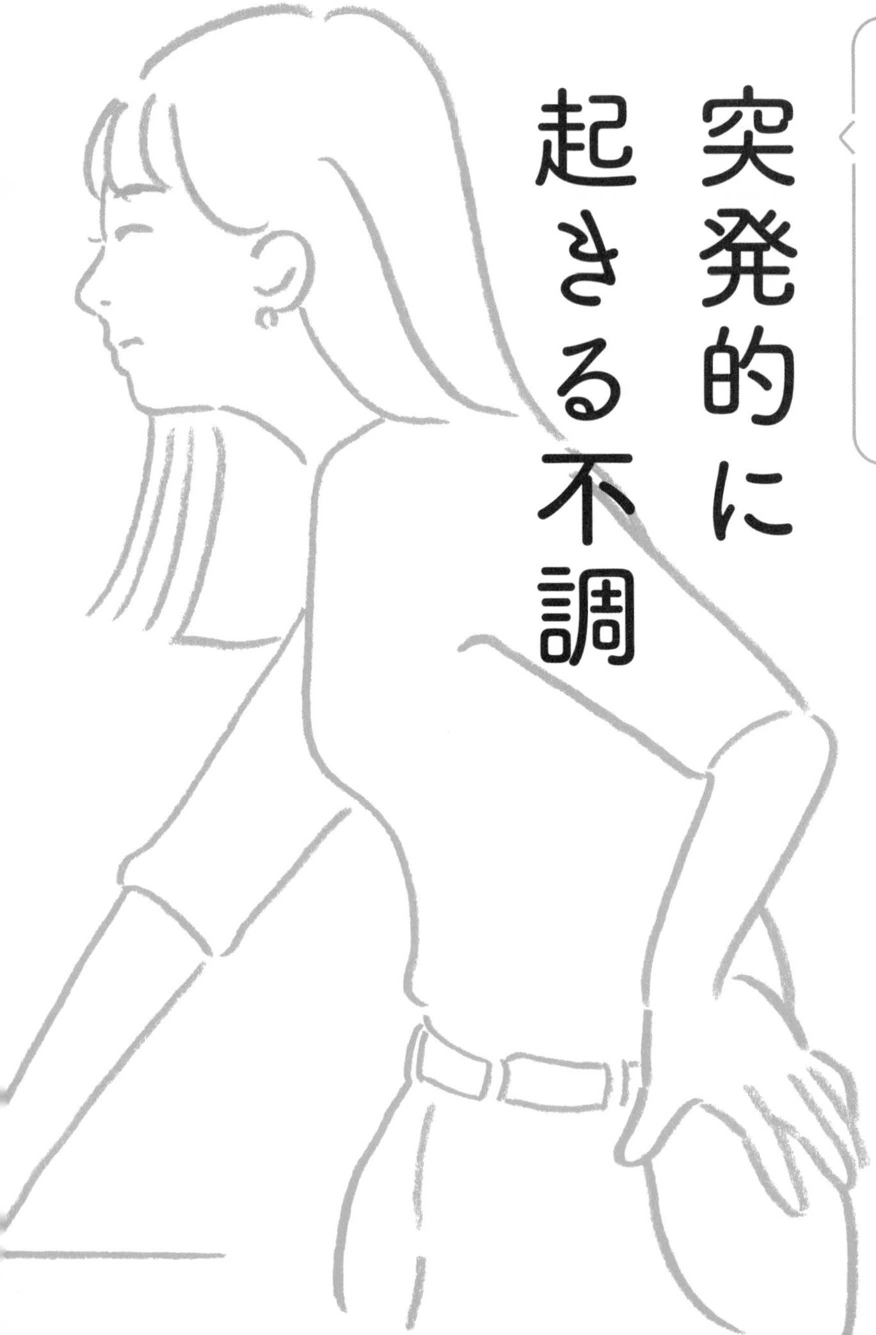

このパートで取り上げるのは季節の変わり目や加齢、
ホルモンバランスの変化などが要因で起こる不調です。
これらは、あなた自身の考え方や
生活習慣の乱れから起こる不調ではありません。
「悪いものを食べたらあたってしまった」というのと同じで、
更年期症状や寝違え、ギックリ腰などは
起こってしまったらどうしようもないもの。
だからまずは、自分を責めないでください。
そして、これらは一時的に起こる症状であって、
永遠に続くわけではありません。
不調が起きている間はつらいと思いますが、
ツボゆらしで不快感を緩和させながら
「そのうちよくなる」と気楽にかまえることも大切です。

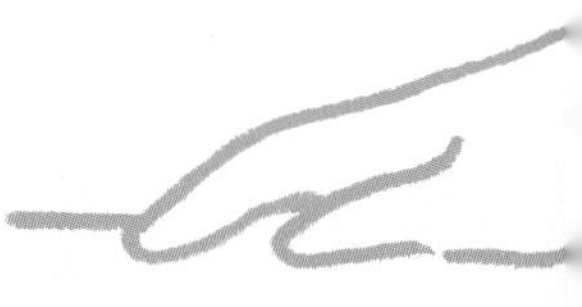

頭に熱がこもって頭痛やめまいがします。ひどいと吐いたり、汗が止まりません。

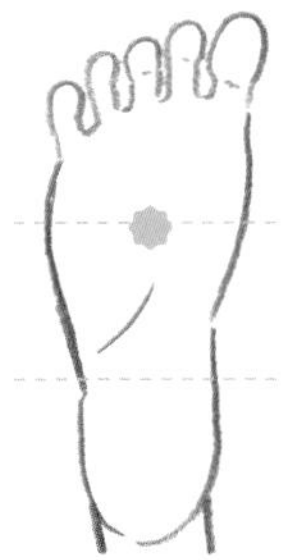

(ツボゆらし1)

湧泉（ゆうせん）は腎経のツボで、腎の気が湧き出るところ。ここを刺激すると腎の力が高まります。

(ツボのとり方)

足裏の上から約3分の1の場所。足指を曲げるとへこむところ。親指で刺激する。

(HOW TO)

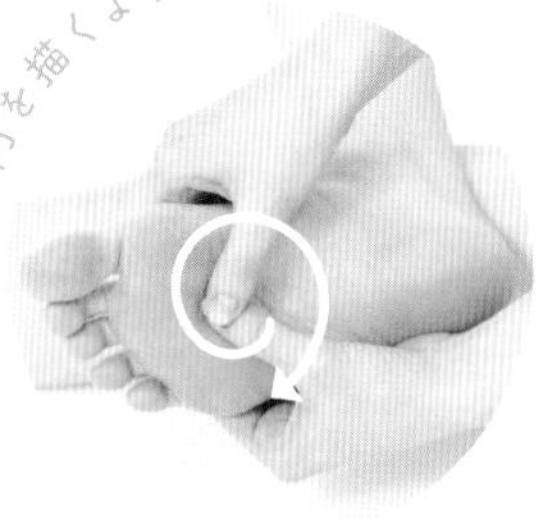

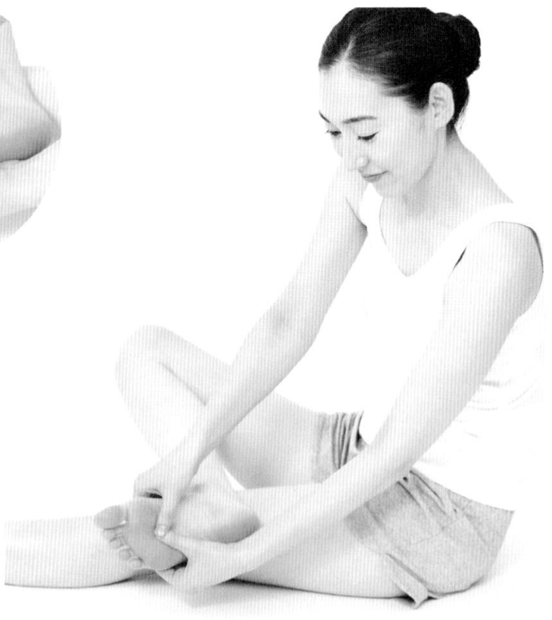

1

ツボの位置に
両手の親指をあてる。

2

心地よいスピードで
円を描くように
10秒ゆらす。
反対側も同様に。

更年期は、上半身に熱がこもりやすくなります。ストレスを感じたり、考え事が多すぎたり、頑張りすぎたりすると、頭に熱が上りやすくなるので要注意。上った熱を下ろすことで頭痛やめまいなどの不調の改善にもつながります。

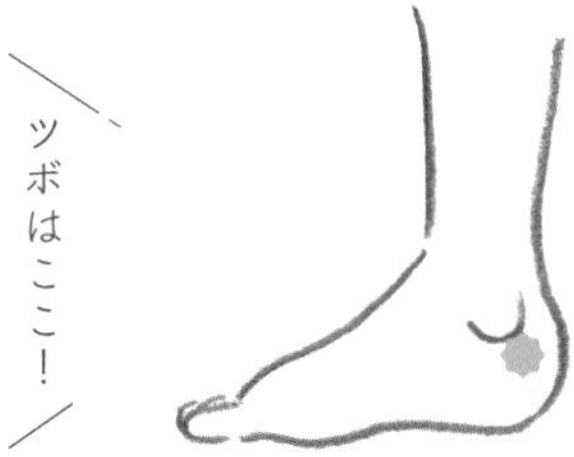

（ ツボゆらし2 ）

水泉（すいせん）は水の性質があるツボで熱を抑える効果がある。郄穴（げきけつ）ともよばれ、突発的に起こる症状に用いられる。

（ ツボのとり方 ）

内くるぶしとかかとを結んだ線の中央。親指で刺激する。

（ HOW TO ）

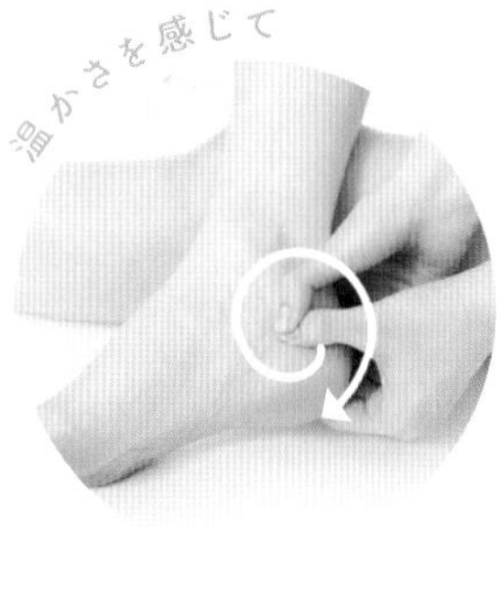

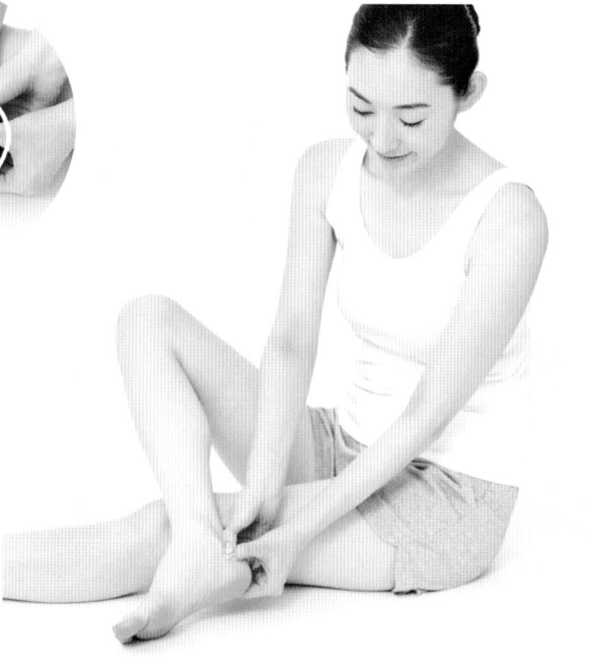

1

ツボの位置に
両手の親指をあてる。

2

心地よいスピードで
円を描くように
10秒ゆらす。
反対側も同様に。

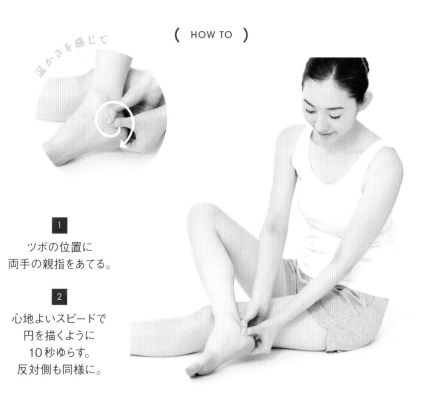

ホットフラッシュ・多汗

上半身がのぼせて頭皮や首に汗をかきます。下半身の冷えもひどいです。

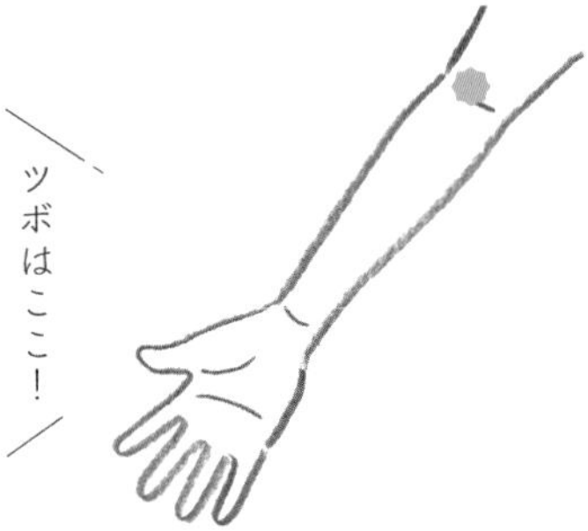

(ツボゆらし1)

尺沢（しゃくたく）は肺経のツボ。水の性質をもつため、ホットフラッシュのように熱からくる症状の緩和に効果がある。

(ツボのとり方)

肘のしわの真ん中から少し親指側にあるへこみ。親指で刺激する。

(HOW TO)

1

ツボの位置に
親指をあてる。

2

心地よいスピードで
円を描くように
10秒ゆらす。
反対側も同様に。

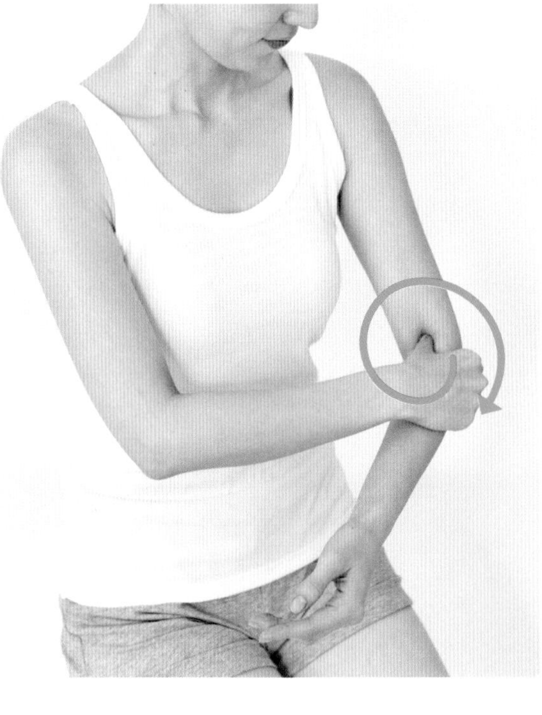

熱がおさまる
イメージで

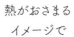

上半身に熱がこもり、下半身が冷えるのは更年期の典型的な症状です。熱を冷ますようなアプローチをすることで改善されます。リラックスする時間を確保し、考えすぎずに付き合うと体は楽になります。

ツボはここ！

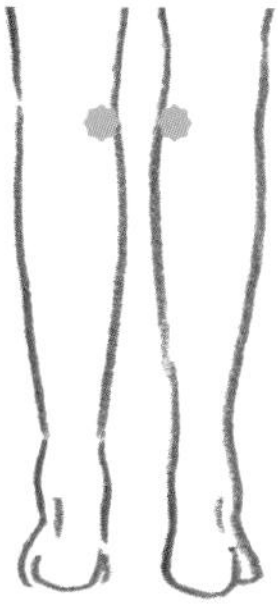

(ツボゆらし2)

陰谷（いんこく）は腎経のツボで水の性質があるツボ。更年期の冷えのぼせのような症状を抑える働きがある。

(ツボのとり方)

膝を曲げたときにできるしわの内側。膝裏にある2本の太い腱の間。親指で刺激する。

(HOW TO)

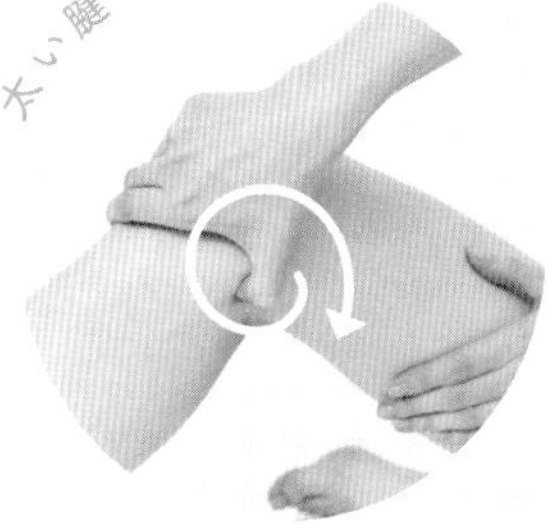

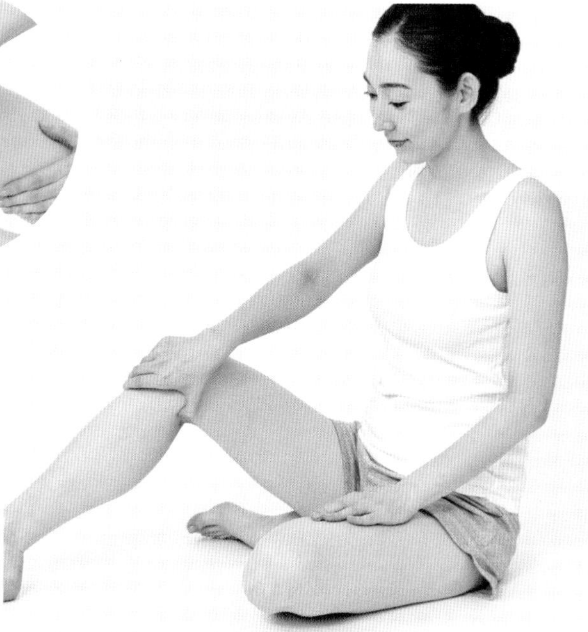

1
ツボの位置に
親指をあてる。

2
心地よいスピードで
円を描くように
10秒ゆらす。
反対側も同様に。

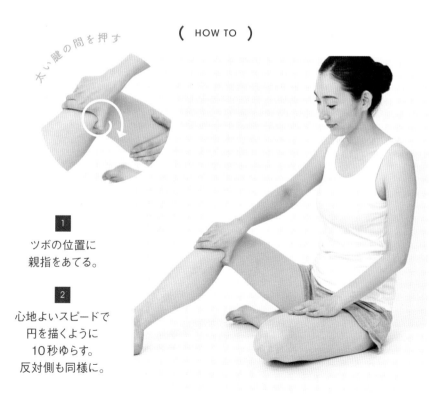

季節の変わり目で
寝違えることが多いです。
朝起きると首が回りません。

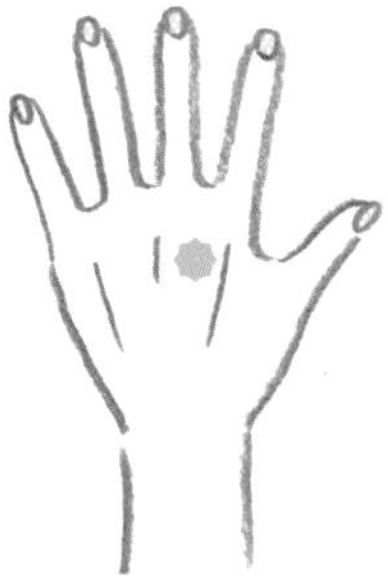

(ツボゆらし1)

落枕（らくちん）は「寝違え」という意味をもつ言葉で、それがそのままツボの名前に。手の甲側にある寝違えの特効穴。

(ツボのとり方)

人差し指と中指の間で、関節のやや下。やや人差し指側に向かって、親指で刺激する。

(HOW TO)

1

痛みを感じる側のツボの
位置に親指をあてる。

2

ツボを押しながら、
痛みを感じる側に
ゆっくり頭を回す。
痛みを感じたら正面に戻る。
これを10回繰り返す。

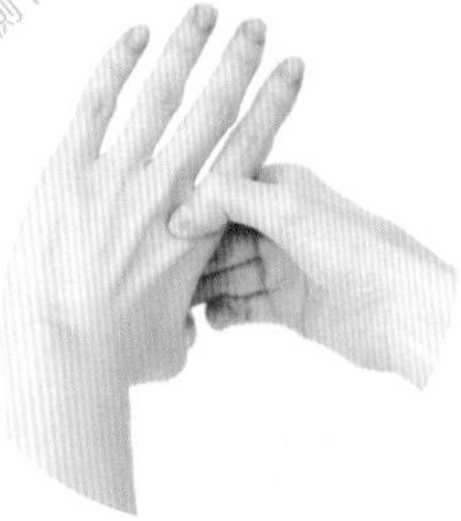

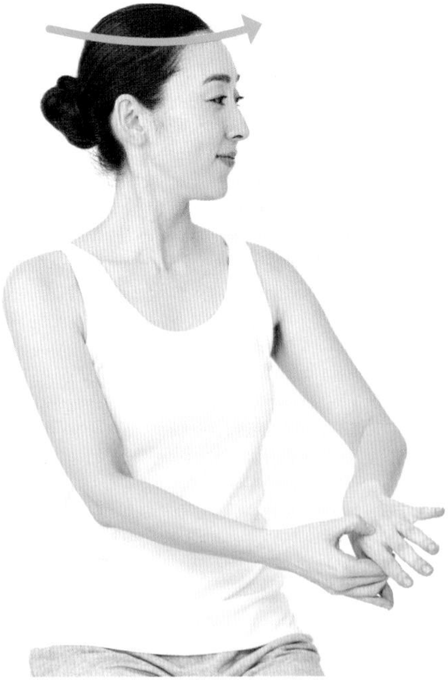

緊張こわばりさん

酸欠さん

寝違えは寒暖差や、季節の変わり目に体がついていけずに起こることがあります。これは外気が変化（温度や空気が流動）することで人間の筋肉や皮膚、血管などの状態も変化することが原因です。

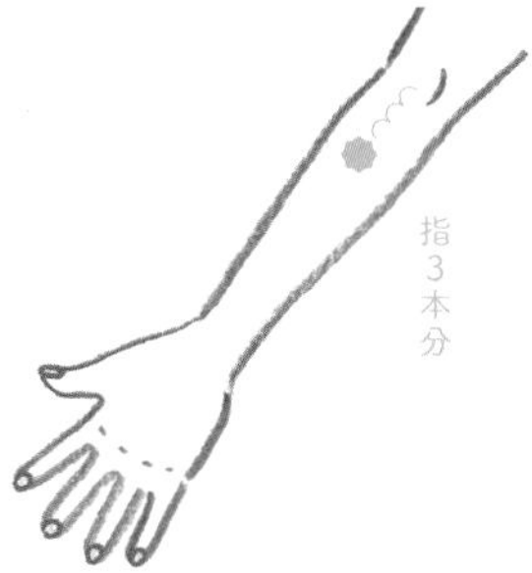

（ ツボゆらし2 ）

手三里（てさんり）を通る経絡は首につながっているとされ、首や肩のコリにもいい。

（ ツボのとり方 ）

肘を曲げたときにできるしわの外端から指3本分手首側。親指で刺激する。

（ HOW TO ）

1

ツボの位置に
親指をあてる。

2

心地よいスピードで
腕を上下に10秒ゆらす。

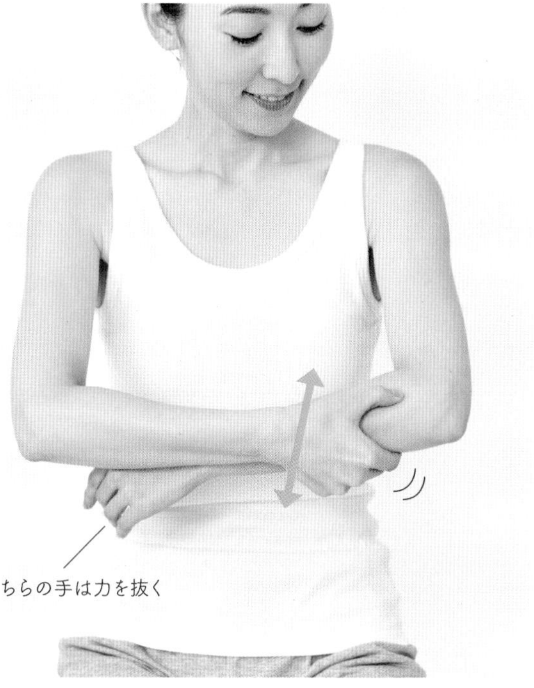

夜中にふくらはぎがつることがあって、びっくりして起きてしまいます。

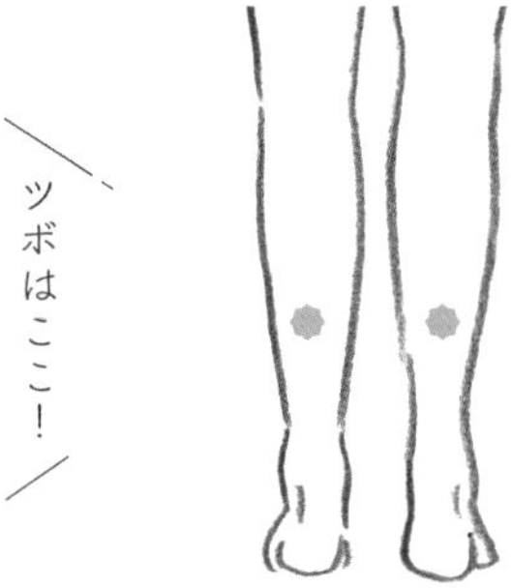

（ ツボゆらし 1 ）

承山（しょうざん）は膀胱経のツボ。ふくらはぎの緊張をゆるめる働きもある。

（ ツボのとり方 ）

ふくらはぎの中央。親指で刺激する。

（ HOW TO ）

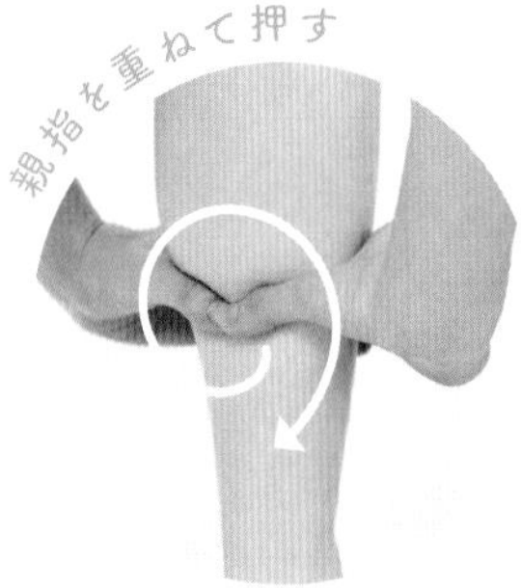

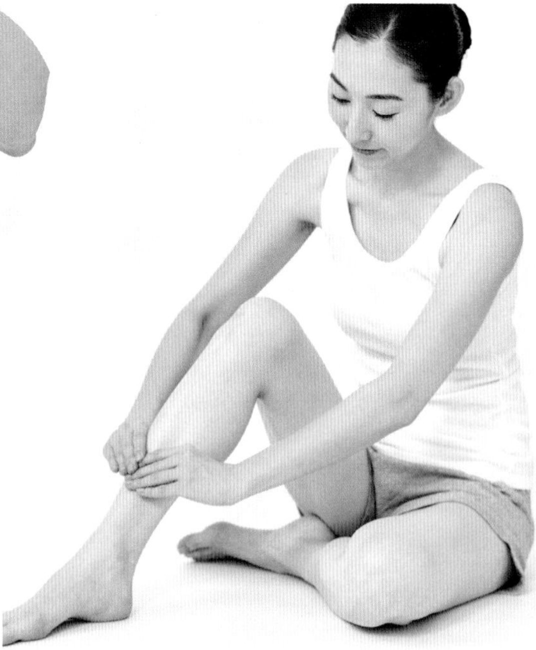

1

症状が出ている側の
ツボの位置に
両手の親指をあてる。

2

心地よいスピードで
円を描くように
10秒ゆらす。

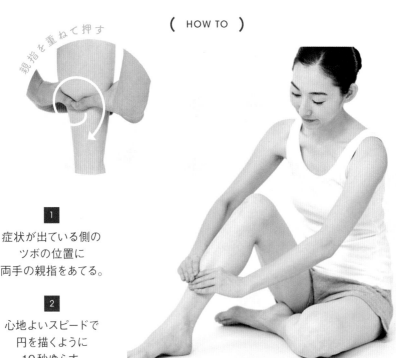

足の痙攣は、筋肉の使いすぎのほかに、体が緊張していたり、血の巡りが悪くなったりすることでも起きます。さらに、メンタルの状態も影響して、怒りやイライラがひどくなると筋肉や血管が収縮し足がつってしまいます。

ツボはここ!

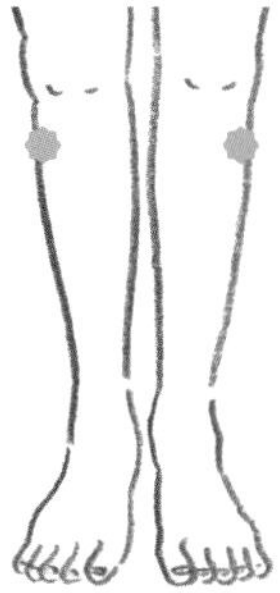

（ ツボゆらし2 ）

陽陵泉（ようりょうせん）は胆経のツボ。筋会（きんえ）といって筋肉の不調に用いられる。

（ ツボのとり方 ）

膝を曲げると、お皿の下にボコッとした骨が出る。その骨を外側にたどり、さらにボコッとした骨があるので、その骨の下のくぼみ。

（ HOW TO ）

くぼみに親指をあてる

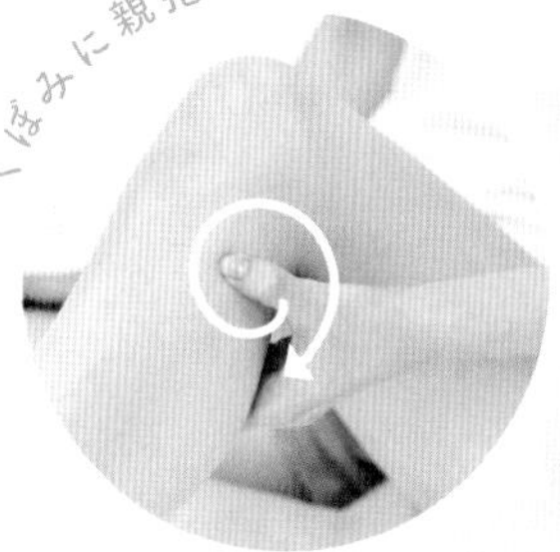

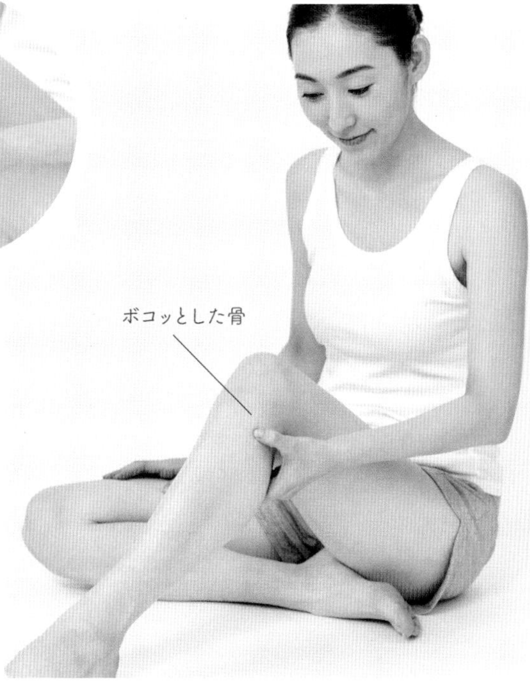

1

症状が出ている側の
ツボの位置に
親指をあてる。

2

心地よいスピードで
円を描くように
10秒ゆらす。

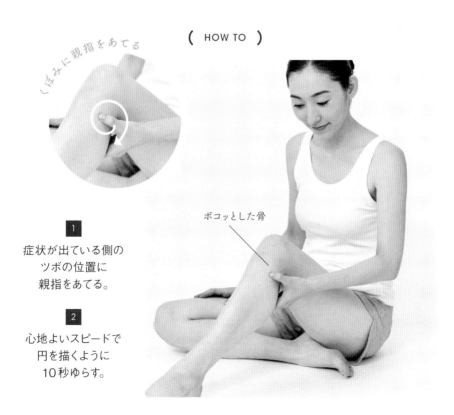

特に重いものなどを持ったわけでもないのに、突然ギックリ腰になりました。

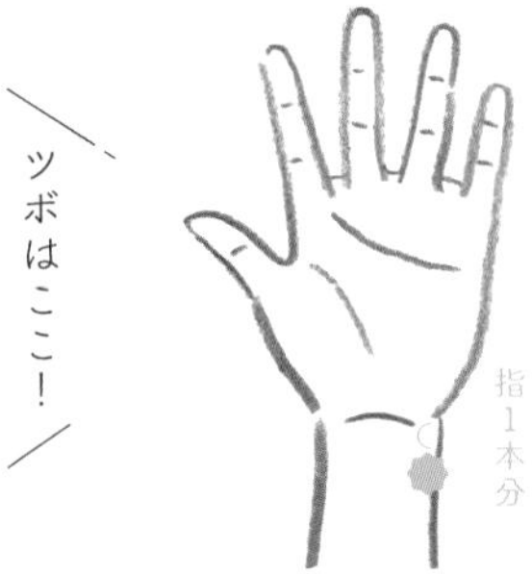

ツボゆらし1

通里（つうり）は心経のツボで、腰の痛みに用いられる。精神を安定させ、気持ちを落ちつかせる効果もある。

ツボのとり方

手のひらを上にし、手首のしわを小指側へなぞると骨で指が止まる。そこから親指1本分肘側の骨ぎわ。親指で刺激する。

HOW TO

1
ツボの位置に
親指をあてる。

2
心地よいスピードで
手首を上下に
10秒ゆらす。
反対側も同様に。

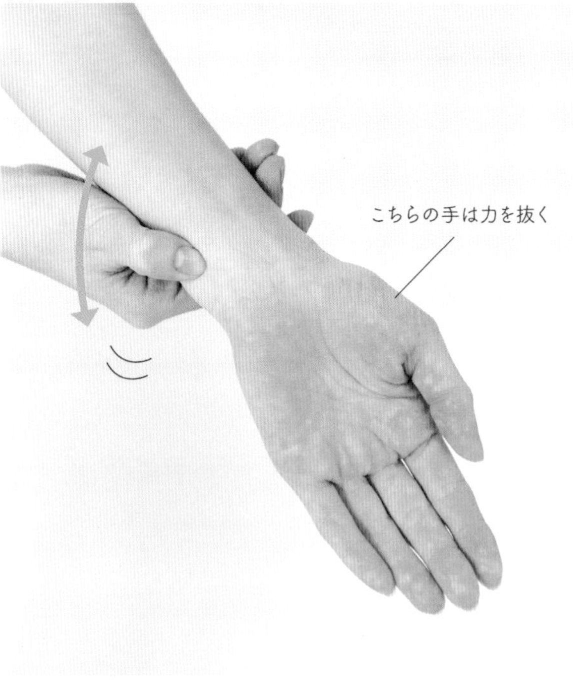

気持ちを
落ちつかせる
イメージで

酸欠さん

緊張こわばりさん

ギックリ腰は「腰の風邪」ともいわれています。重いものを持ったり、急に振り向いたりしなくても、寒暖差や季節の変わり目に体が対応できていないと症状が出ることがあります。

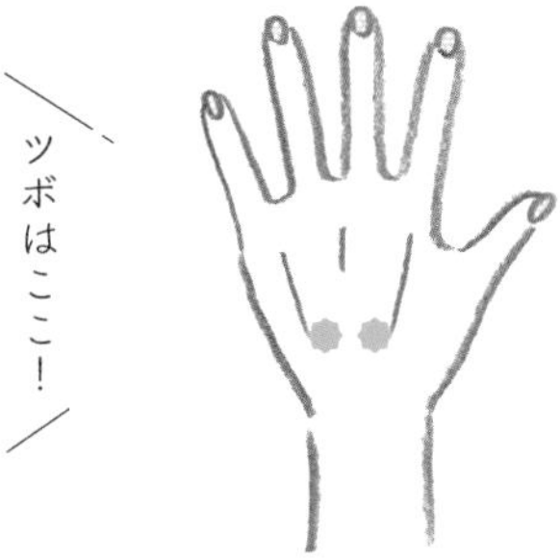

(ツボゆらし 2)

腰腿点（ようたいてん）はギックリ腰の特効穴。急性の痛みはもちろん、慢性の痛みにも効果的。押すと強い痛みを感じることも多い。

(ツボのとり方)

人差し指と中指の骨の付け根と、薬指と小指の骨の付け根の2か所。親指で刺激する。

(HOW TO)

1

まずは人差し指と中指の
ツボの位置に
親指をあてる。

2

心地よいスピードで
手首を前後に10秒ゆらす。
薬指と小指の間の
ツボも同じようにゆらす。
反対側も同様に。

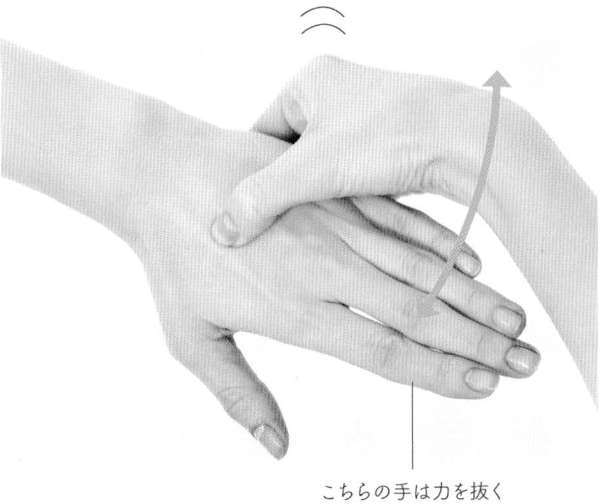

多汗

強い緊張を感じると、手のひらや足裏にバァーッと汗が噴き出てきます。

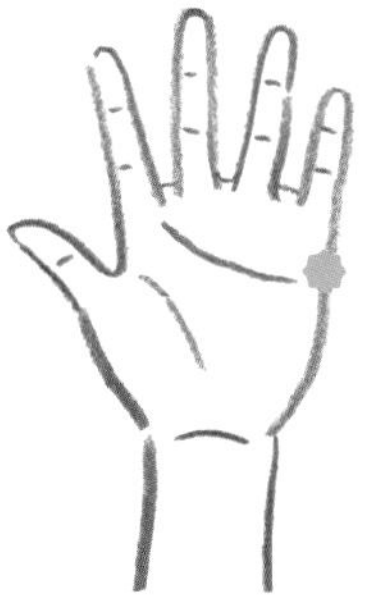

（ ツボゆらし1 ）

後谿（こうけい）は緊張をやわらげ興奮を静めるツボ。緊張して汗をかいてしまうようなときに効果的。

（ ツボのとり方 ）

手をグーにしたときに、小指側にできる大きなしわの外端。親指で刺激する。

（ HOW TO ）

1

ツボの位置に
親指をあてる。

2

心地よいスピードで
手首を前後に
10秒ゆらす。
反対側も同様に。

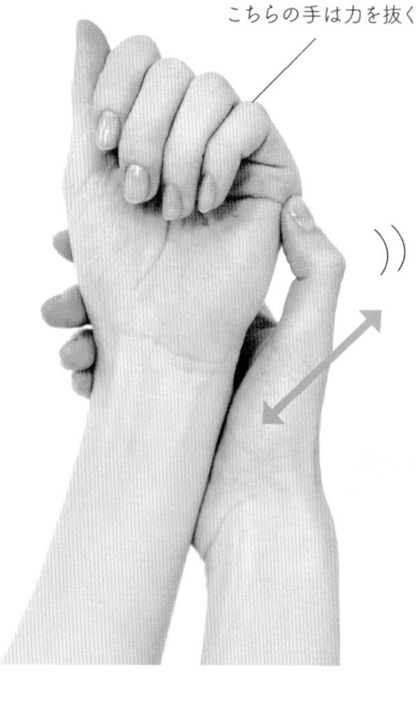

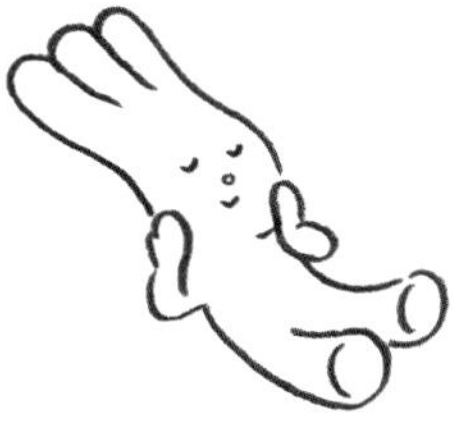

緊張こわばりさん

酸欠さん

脇や手足に汗をかきやすい人は、体の力を抜くのが苦手な人に多い傾向があります。メンタル面も大きく影響しています。緊張によって、汗腺の開閉が活発に起こることで汗をたくさんかいてしまうため、緊張をやわらげることも必要です。

ツボはここ！

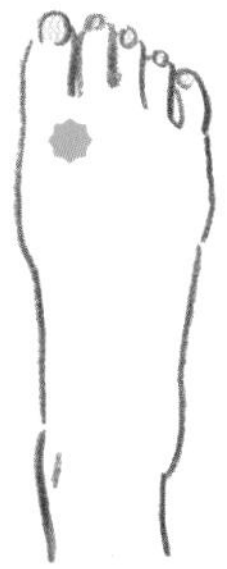

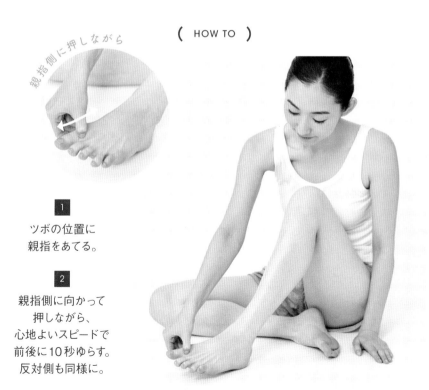

(ツボゆらし2)

行間（こうかん）は火の性質があるツボ。火が燃え上がって汗をかくようなとき、体の熱をとる際に用いられる。

(ツボのとり方)

足の親指と人差し指の間、水かきの部分。親指で刺激する。

(HOW TO)

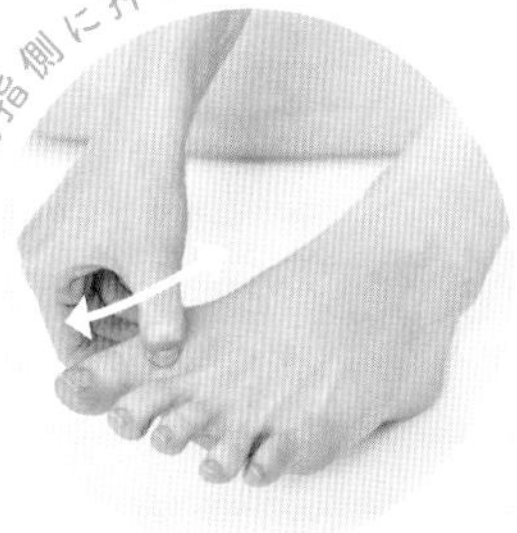

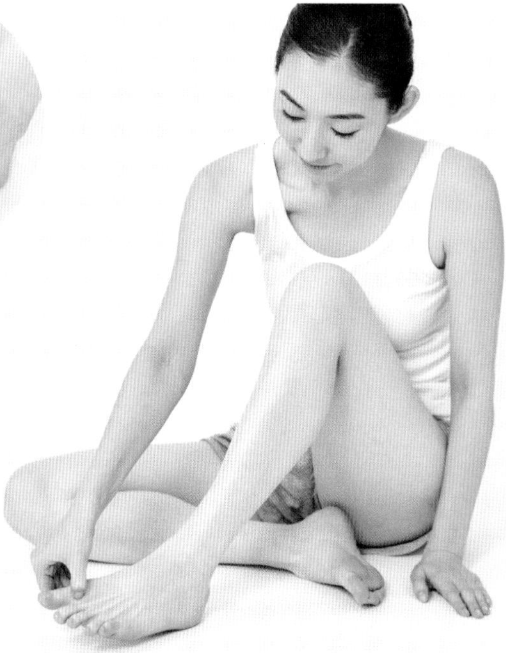

1

ツボの位置に親指をあてる。

2

親指側に向かって押しながら、心地よいスピードで前後に10秒ゆらす。反対側も同様に。

基本的に軟便で
強いストレスがかかると
すぐ下痢をしてしまいます……。

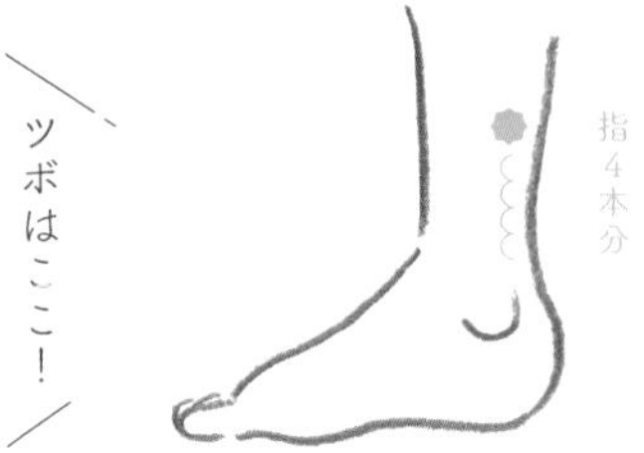

(ツボゆらし1)

三陰交（さんいんこう）は婦人科系をはじめいろいろな不調に使える万能なツボ。腹痛をともなう下痢にも効果を発揮する。

(ツボのとり方)

内くるぶしから指４本分上の骨ぎわ。親指で刺激する。

(HOW TO)

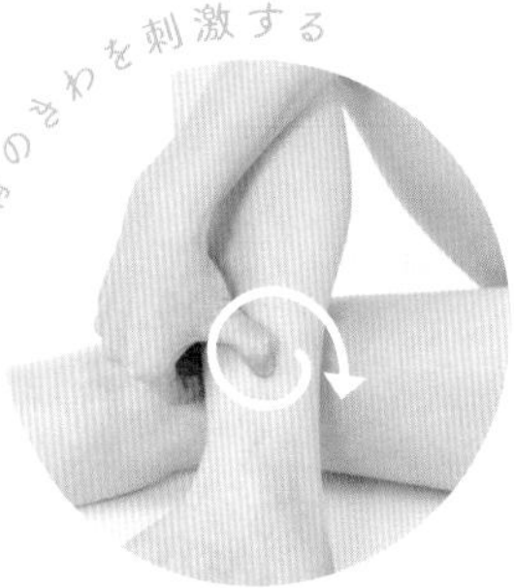

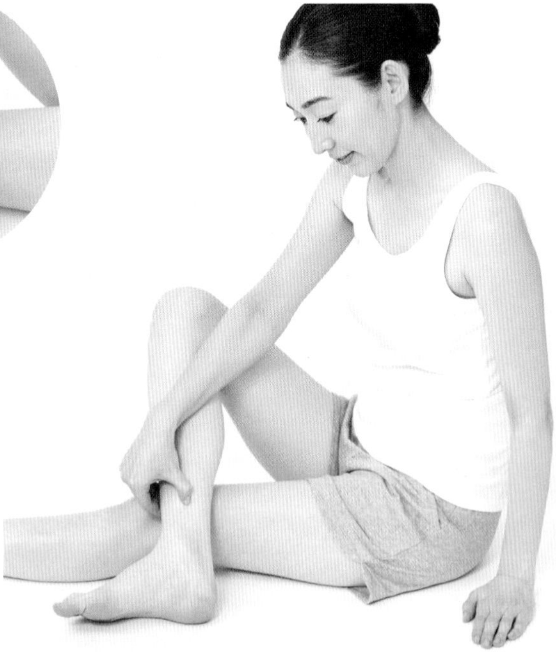

1

ツボの位置に
親指をあてる。

2

心地よいスピードで
円を描くように
10秒ゆらす。
反対側も同様に。

胃腸虚弱さん

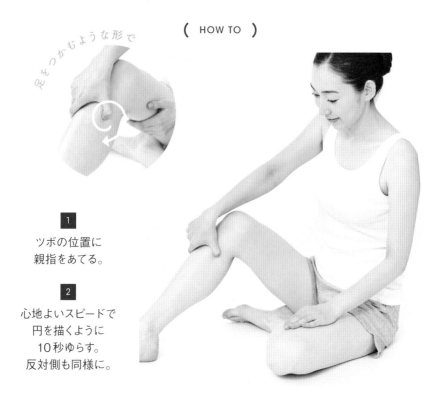

酸欠さん

下痢の原因は、体質的に胃腸が弱い、特定の食べものが合わない、水分のとりすぎ、冷たいもののとりすぎなどが挙げられます。また、下半身の冷えも、下痢の原因の一つです。思い悩むことが多い人も胃腸が弱く、下痢をしやすい傾向にあります。

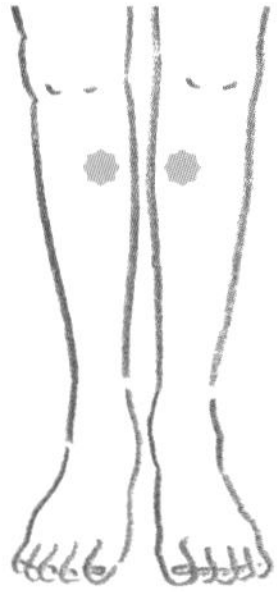

(ツボゆらし2)

陰陵泉（いんりょうせん）は脾とかかわりの深いツボ。腹痛をともなわない、冷えからくるタイプの下痢に用いられる。

(ツボのとり方)

内くるぶしから膝方向へ上がっていき、骨で指が止まるところ。

(HOW TO)

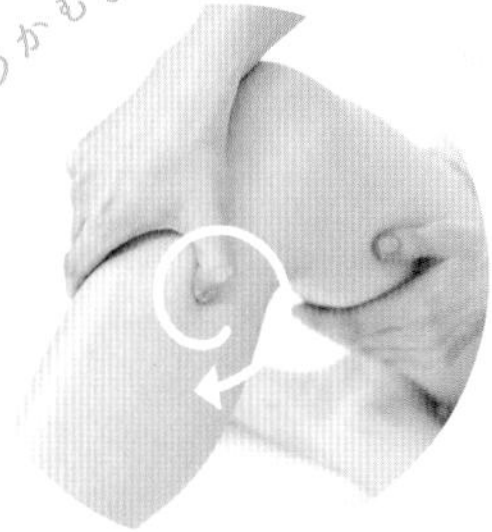

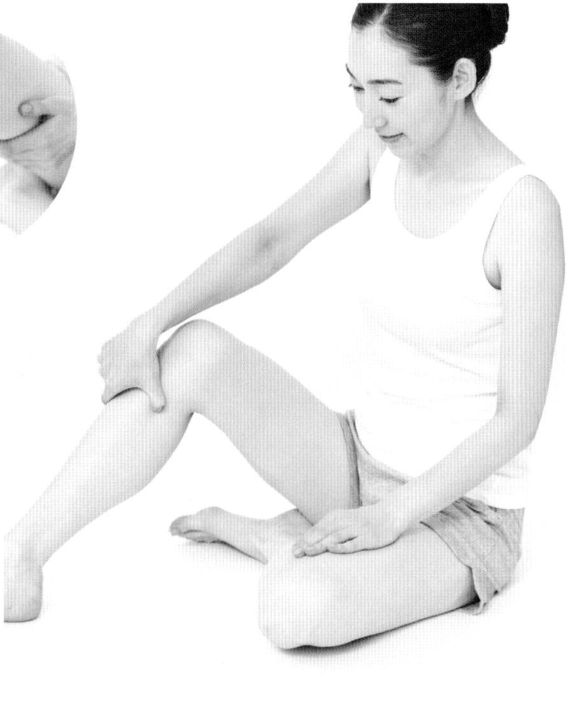

1

ツボの位置に
親指をあてる。

2

心地よいスピードで
円を描くように
10秒ゆらす。
反対側も同様に。

久保和也（くぼ・かずや）

東京・押上スカイツリー前「クボ鍼灸院」院長。妻の産後の体調不良をきっかけに東洋医学の道へ進む。鍼灸治療の真髄「経絡治療」を習得し、30歳で東洋医学専門の鍼灸院を開業。SNS総フォロワー6万人、雑誌やメディアなど多数出演。現在は自律神経失調症をはじめ、病院で原因不明と言われた症状を中心に日々施術にあたっている。

クボ鍼灸院公式ホームページ https://kubo-shinkyuin.com/

YouTubeチャンネル「クボ先生／慢性疾患専門鍼灸師」

Twitter @kubo_tubo

原稿協力	西島恵
本文・カバーデザイン	月足智子
本文・カバーイラスト	山中玲奈
モデル	殿柿佳奈（Space Craft）
ヘアメイク	鎌田真理子
スタイリング	露木藍
撮影	井手勇貴
編集協力	岡田直子・生形ひろみ（有限会社ヴュー企画）
校正協力	株式会社ぷれす

10秒で自律神経が整う
ツボゆらし

著　者　久保和也
発行者　池田士文
印刷所　株式会社光邦
製本所　株式会社光邦
発行所　株式会社池田書店
〒162-0851
東京都新宿区弁天町43番地
電話 03-3267-6821（代）
FAX 03-3235-6672

落丁・乱丁はお取り替えいたします。

ISBN 978-4-262-12406-3

[本書内容に関するお問い合わせ]
書名、該当ページを明記の上、郵送、FAX、または当社ホームページお問い合わせフォームからお送りください。なお回答にはお時間がかかる場合がございます。電話によるお問い合わせはお受けしておりません。また本書内容以外のご質問などにもお答えできませんので、あらかじめご了承ください。本書のご感想についても、当社HPフォームよりお寄せください。

[お問い合わせ・ご感想フォーム]
当社ホームページから
https://www.ikedashoten.co.jp/

23008509